姿勢筋を整えて
最高に美しくなる

美姿勢プログラム

津久井友美

高橋書店

Prologue

姿勢筋を整えて、自分史上最高に美しくなる！

この本を手に取ってくださったみなさん、はじめまして。

40代・50代の女性が自分史上最高に美しくなるための『美姿勢ボディメイク®プログラム』をお伝えしている、美姿勢コーチの津久井友美と申します。私は、ヨガ、ピラティス、ウォーキングなどに関する16の資格を持ち、33年間で20万人以上を指導してきました。

こんなお悩みはありませんか？

「お気に入りの服が似合わない……」

「写真写りに自信がない……」

「おなかがポッコリしてきた……」

じつは私自身、46歳のときに、体のライン崩れを実感しました。お気に入りの服が似合わなくなり、姿勢も悪くなっていたのです。トレーニングをすればすぐに体のラインは戻ると思っていましたが、なかなか戻りません。そんな中、無理なトレーニングが原因で肉離れをおこし、松葉杖の生活に……。トレーニングどころか、外出すらままならない生活となりました。

そこで、「せめて姿勢だけでも」と意識を変えて、姿勢を整える筋肉にアプローチしてみました。すると驚いたことに、みるみる体のラインが戻り始めたのです。

そう、**美しい体を手に入れるには、この「姿勢筋」がカギだったのです。**

この変化に気づいた受講生さんから、「先生、何したの？」と質問攻めに。私の経験を共有すると、体の変化を実感する人が続出しました。そして、より多くの悩んでいる女性にお届けできるよう、メソッドを体系化したボディメイクプログラムを開発しました。腰痛改善を目的に始めた方が、1か月で腰痛を改善し、ダイエットにも成功。1年後にはベストボディ・ジャパンでグランプリを獲得するなど、人生にもポジティブな変化が訪れています。

２０１９年に始めたこのプログラムを、今回書籍にまとめたのが本書です。本書を通じて、「もうキレイになるなんてムリ」とあきらめてしまう女性をなくしたい。姿勢筋を整えるだけでキレイはかないます。自分史上最高の美しさを一緒に手に入れましょう！

津久井友美

体が変わって、人生が変わった

体験者の声

実際に美姿勢プログラムを受講している生徒のみなさんの体験談を集めました。
※年齢はプログラムを始めた当初のものです。

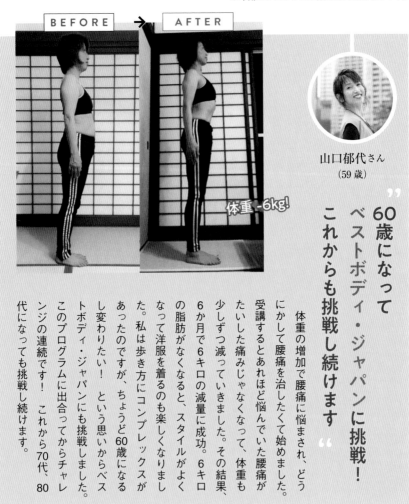

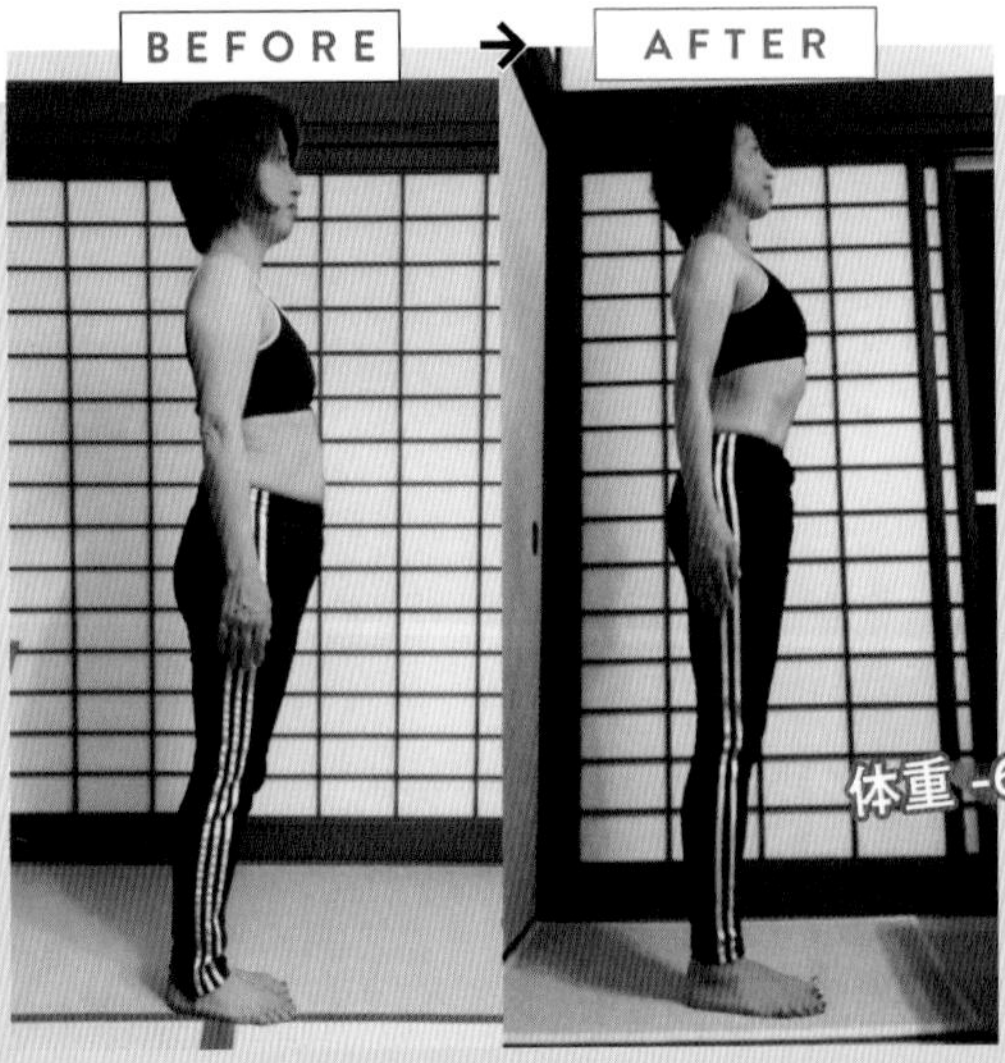

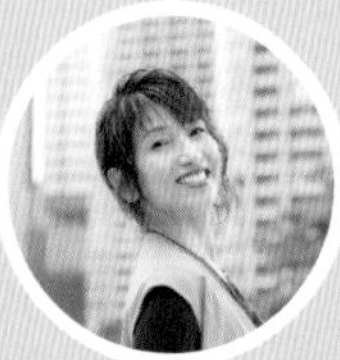

山口郁代さん
（59歳）

“60歳になって ベストボディ・ジャパンに挑戦！ これからも挑戦し続けます”

体重の増加で腰痛に悩まされ、どうにかして腰痛を治したくて始めました。受講するとあれほど悩んでいた腰痛がたいした痛みじゃなくなって、体重も少しずつ減っていきました。その結果、6か月で6キロの減量に成功。6キロの脂肪がなくなると、スタイルがよくなって洋服を着るのも楽しくなりました。私は歩き方にコンプレックスがあったのですが、ちょうど60歳になるし変わりたい！　という思いからベストボディ・ジャパンにも挑戦しました。このプログラムに出合ってからチャレンジの連続です！　これから70代、80代になっても挑戦し続けます。

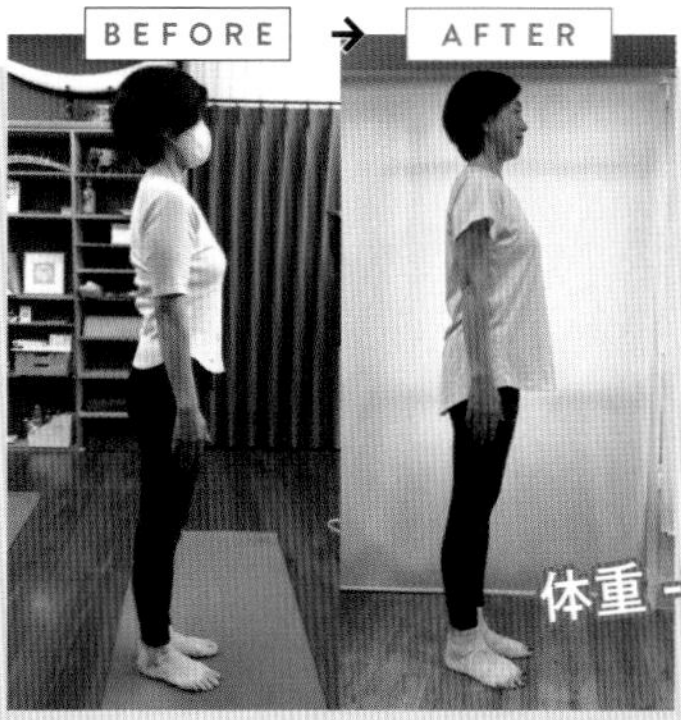

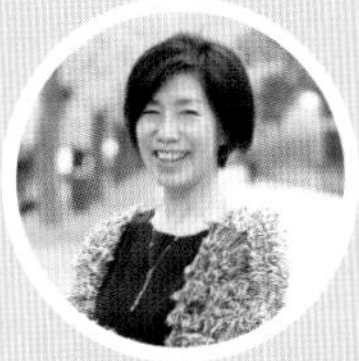

“女性はみんな ずっと美しくありたい その願いが叶います”

新島美幸さん
（56歳）

　年齢とともに疲れやすくなってきて、体の衰えを感じるようになりました。洋服もお気に入りのものが似合わなくなって、きれいに服が着たい！そう思って受講しました。受講を始めて、1か月たたないうちに体がスッキリと軽くなったように感じて、結果として8キロ減量できました。いろいろな洋服にもチャレンジできるようになり、うれしかったです！

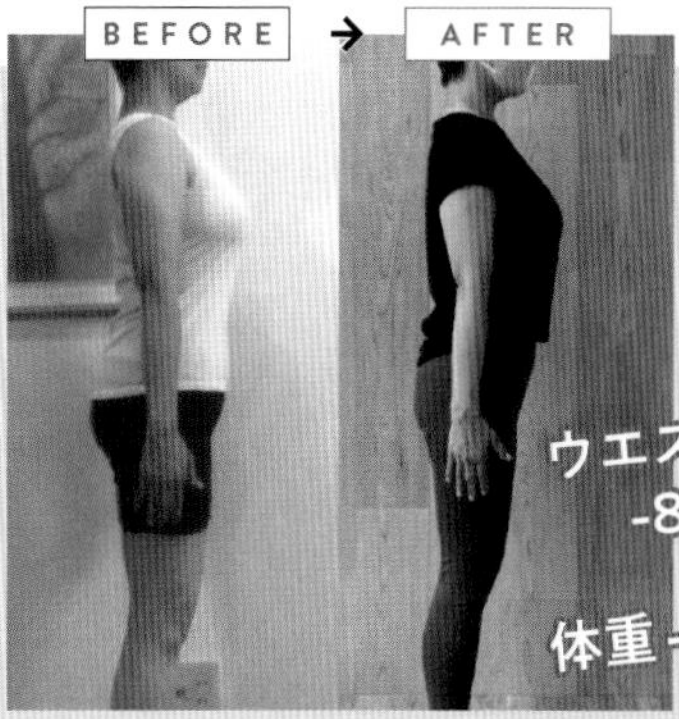

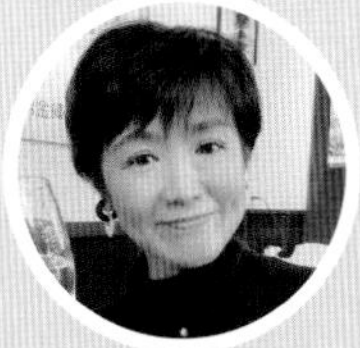

“忙しい人にこそ おすすめしたい！ すきま時間にできます”

瀧尾恵美子さん
（57歳）

　いつもダイエットは長続きしないのですが、このプログラムは、すきま時間にできるので洗面所に立ったとき、歩くときなどにもできて気軽に取り組むことができました。忙しくて時間がとれない人にもおすすめです。

　体が変わって、うしろ姿を鏡で見る回数が格段に増えました。マラソン大会にも初めてチャレンジ。これからもどんどん挑戦していきたいです。

“運動経験のない自分でも続けられました”

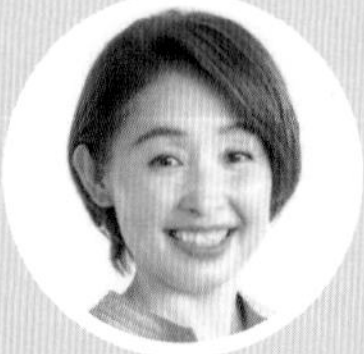

三上緑さん
（54歳）

自分の歩き方がすごく年を取って見えたのがショックで、とにかく歩き方をきれいに変えたくて受講しました。私は今まで運動したことがなかったのですが、体重も減って「自分って変われるんだ」と自信がつきました。

“体が変わって前向きに新しいことに挑戦”

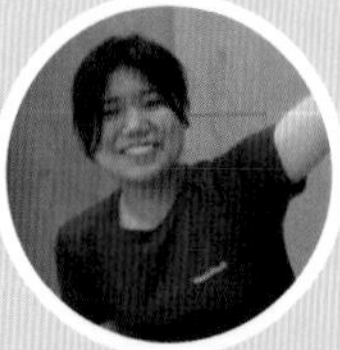

河野紗矢香さん
（32歳）

デスクワークが中心なのですが、肩こり、頭痛、おなかの張りに悩んでいました。受講すると1～2か月で体調の悩みが解消。体の変化で気持ちも前向きになり、新しい活動を2つも始められるようになりました。

“かんたんな運動が多いので運動が苦手な人も◎”

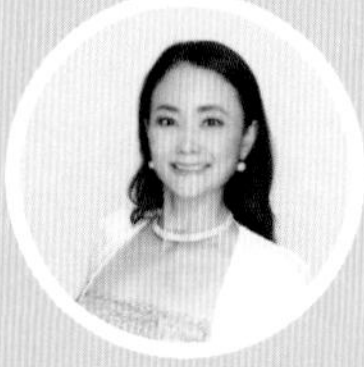

新井紗矢佳さん
（44歳）

筋力をアップしたくて参加したのですが、3か月経って始めは全然できなかった筋トレが徐々にできるようになりました。かんたんな運動が多いので、ジムなどに行きたくない人、運動慣れしていない人におすすめです。

“体が変わるとチャレンジしたくなる気持ちが出る”

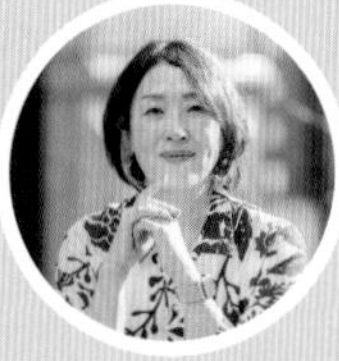

板垣美佐子さん
（52歳）

フィットネスインストラクターをしていますが、自分の体に自信を持てずにいました。このトレーニングを始めて3～4日後には体の変化が実感できました。体が変われば気持ちも変わる、そんなことを実感しました。

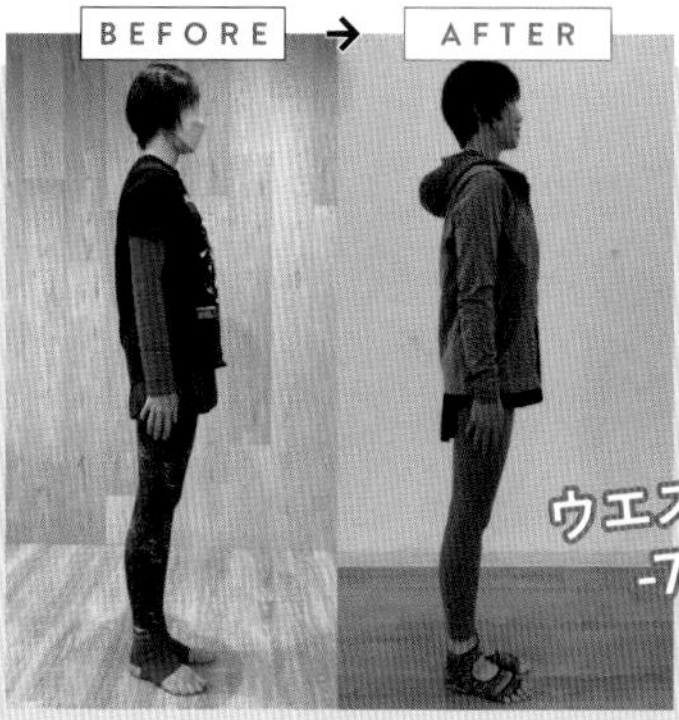

”プログラムを通して自分らしい毎日を送れるようになった“

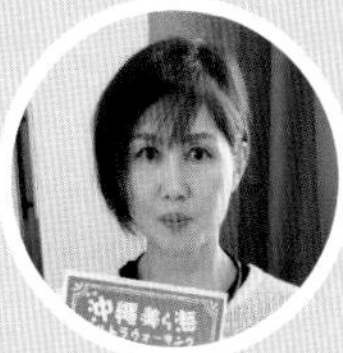

Chokoさん
(54歳)

50歳を過ぎたころから、鏡を見て「このまま人生終わりたくないな」と思ったんです。そんなときに出合ったのがこのプログラム。気がつくと、体が軽くなっていて数字にも結果が出ました。

プログラムを始めてから、ウォーキングの大会にエントリーし、最近はウォーキングインストラクターの資格も取得しました。達成感を得られる日々が本当に楽しいです。

”トレーニングがシンプルで取り組みやすい“

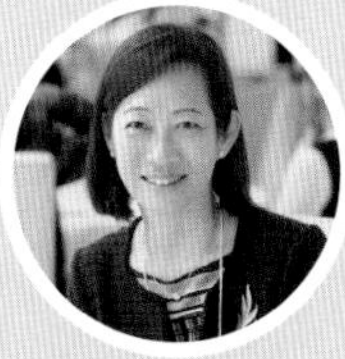

Oさん
(57歳)

テレワークのため、おなかまわりが急激に大きくなってしまいました。トレーニングを始めたら体重は3キロ落ち、ウエストも5センチ減。トレーニングがシンプルで負担が少ないので、毎日できました。

”いちばんほしかった自信が出た“

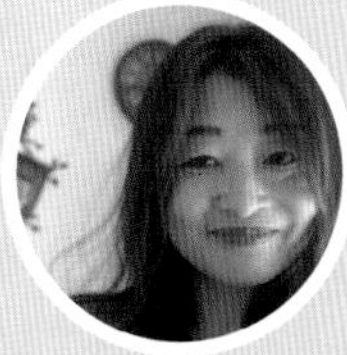

渡部江美子さん
(40歳)

ヨガインストラクターをしていますが、自分に自信がなく、モヤモヤを払拭したくて受講。このプログラムを始めて体が変わったことでいちばんほしかった自信が手に入ったことが何よりうれしかったです。

本書の使い方

どの姿勢筋に効くのか、
ひと目でわかります。

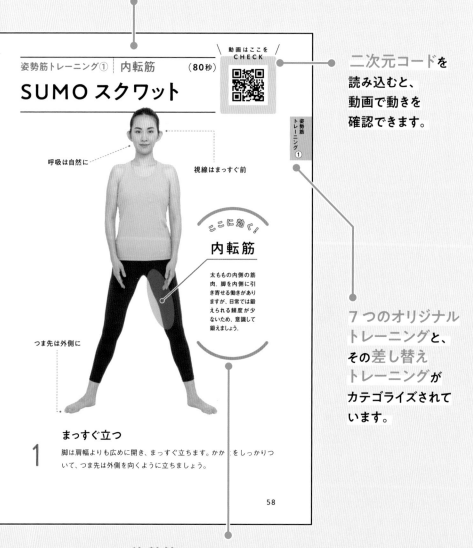

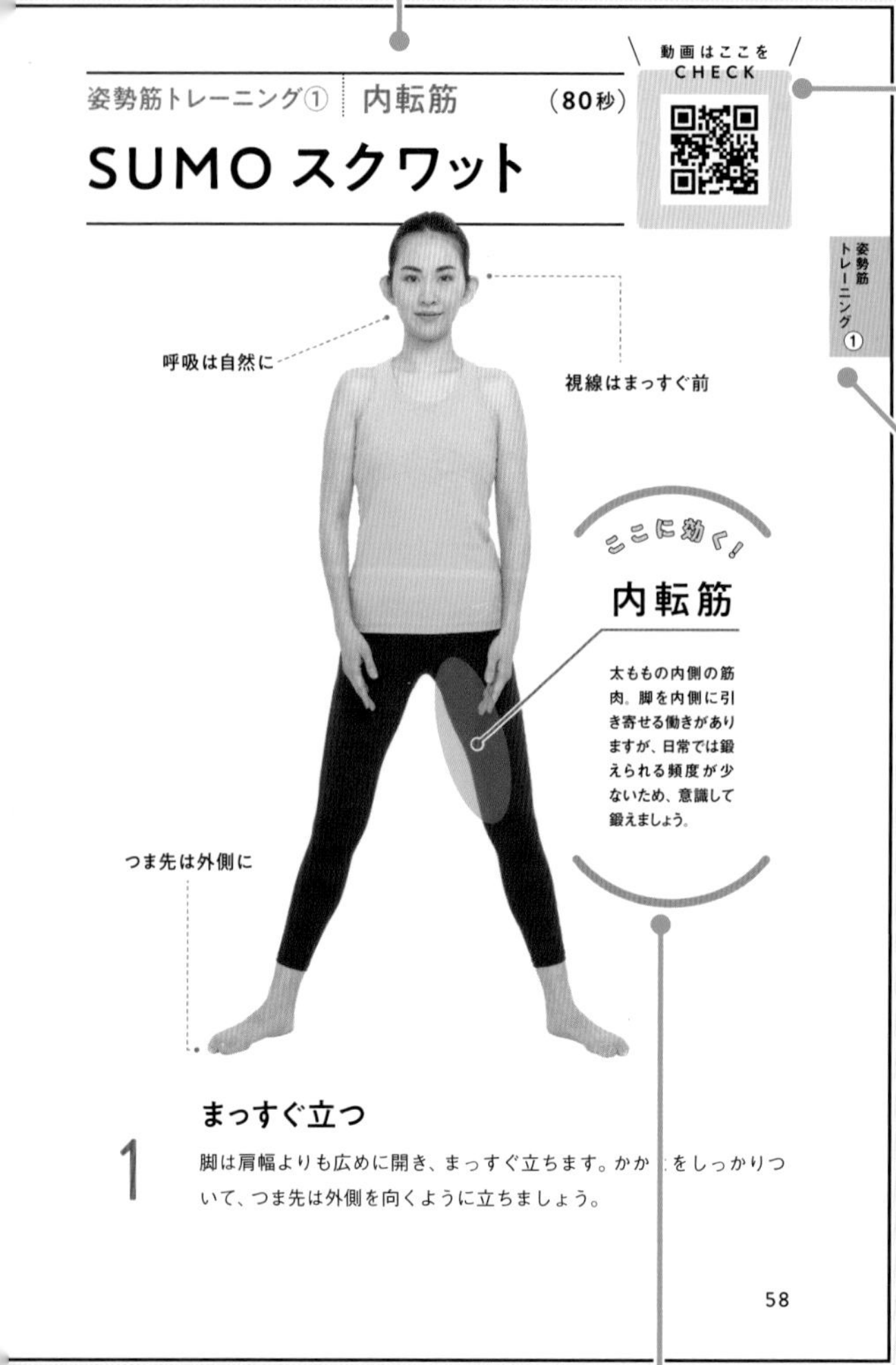
動画はここを
CHECK

姿勢筋トレーニング① 内転筋 （80秒）

SUMO スクワット

呼吸は自然に

視線はまっすぐ前

姿勢筋
トレーニング
①

ここに効く！

内転筋

太ももの内側の筋肉。脚を内側に引き寄せる働きがありますが、日常では鍛えられる頻度が少ないため、意識して鍛えましょう。

つま先は外側に

まっすぐ立つ

1 脚は肩幅よりも広めに開き、まっすぐ立ちます。かかとをしっかりついて、つま先は外側を向くように立ちましょう。

58

二次元コードを
読み込むと、
動画で動きを
確認できます。

7つのオリジナル
トレーニングと、
その差し替え
トレーニングが
カテゴライズされて
います。

どの姿勢筋に効果があるか、 その部位は
どのような働きをするのかを解説します。

トレーニングで意識することをPOINT、注意することをNG、
もっと体に負荷をかけたい人へ向けた動きをレベルアップ、
動きのバリエーションをotherとして各アイコンで解説します。

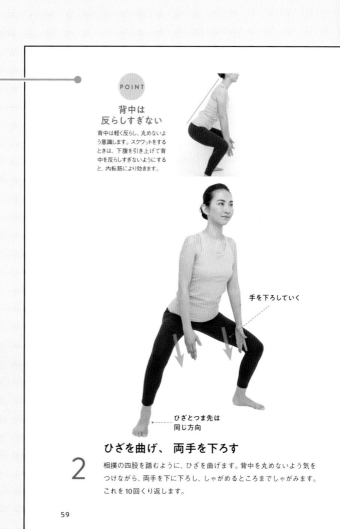

POINT

背中は反らしすぎない

背中は軽く反らし、丸めないよう意識します。スクワットをするときは、下腹を引き上げて背中を反らしすぎないようにすると、内転筋により効きます。

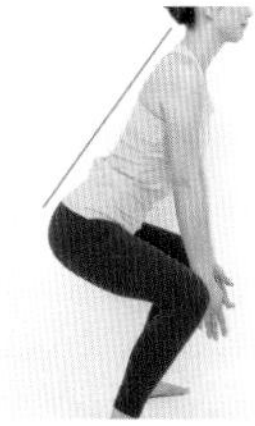

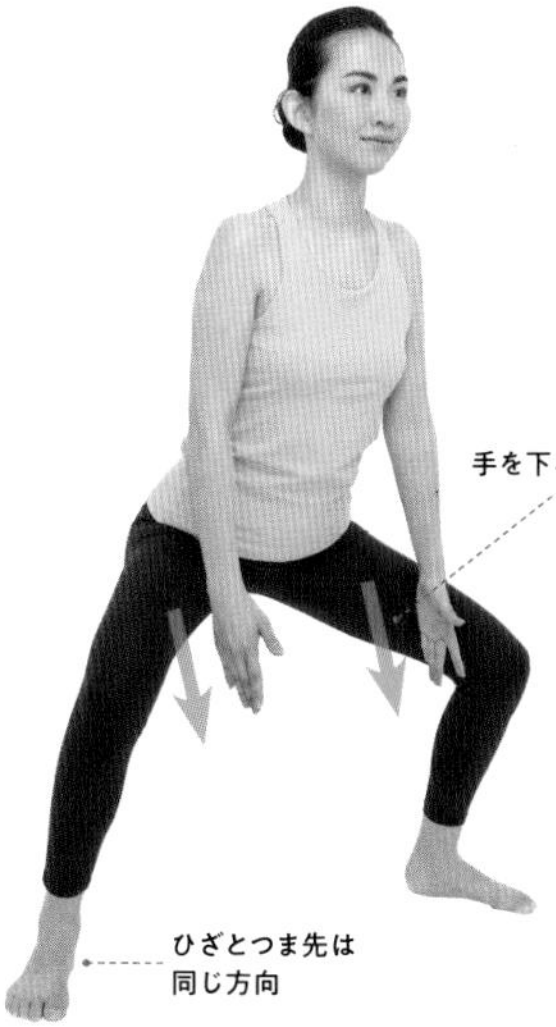

2 ひざを曲げ、両手を下ろす

相撲の四股を踏むように、ひざを曲げます。背中を丸めないよう気をつけながら、両手を下に下ろし、しゃがめるところまでしゃがみます。これを10回くり返します。

59

Contents

STEP 3 美姿勢ウォーキング ― 歩き方で美しさをキープ

巻末付録

STAFF

カバーデザイン　小口翔平＋畑中茜（tobufune）
本文デザイン　熊谷菜穂美（ATOM STUDIO）
編集制作　バブーン株式会社（茂木理佳）
DTP　アーティザンカンパニー
撮影　t.cube
モデル　鈴木薫（オスカープロモーション）
ヘアメイク　小林孝（kokoschka）
イラスト　harumi、内山弘隆
衣装協力　tejas
校正　新山耕作

STEP

0

姿勢筋とは

美姿勢になる7つの姿勢筋

なぜ今まで うまくいかなかったのか？

何歳になっても美しいプロポーションをキープしたい女性にとって、ダイエットや体づくりは永遠の課題。しかし、今度こそと挑んだダイエットが三日坊主になってしまったり、せっかく減量に成功したもののすぐリバウンドしてしまったりといった経験はないでしょうか。ダイエットの最大の壁は〝継続〟です。そもそも運動が苦手な人にとってはハードなトレーニングを続けることがむずかしく、ダイエットはうまくいかないものだと思い込んでいることも多いようです。年齢にはかなわないと「きれい」をあきらめてしまうことも……。

そんな**ダイエット迷子におすすめしたいのが、「美姿勢プログラム」**です。このプログラムには、ハードなトレーニングも長時間の運動もありません。この本で紹介するトレーニングだけで全身が鍛えられ、かんたんに理想の体を手に入れることができます！

＼ こんな経験はありませんか？ ／

- □ ダイエットがいつも長続きしない
- □ 今まで何度も体型を変えようと決意したことがある
- □ 体を変えるには長時間の運動やハードな筋トレが必須だと思っている
- □ 写真写りに自信がなくなった
- □ 猫背や反り腰に悩んでいる
- □ 好きな服が似合わなくなって悲しい

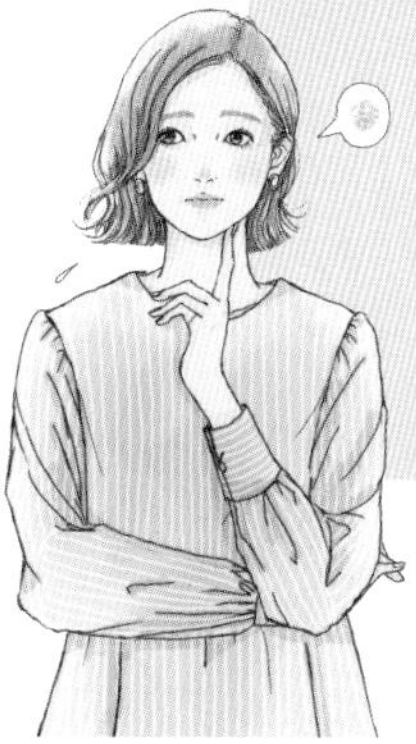

↓

1つでも当てはまったら

美姿勢プログラムを始めましょう

美しい体のヒミツは〝姿勢筋〟だった

「美姿勢プログラム」には、ハードなトレーニングや長時間の運動はありません。それでも**美しさを手に入れられるポイントは、7つの「姿勢筋」**。姿勢筋に的確にアプローチすることで、効率よく理想の体に近づけられます。姿勢筋とは、正しい姿勢を保つために使われている筋肉のことです。ダイエットをして減量すれば姿勢も自然と美しくなると思いがちですが、それは誤り。美しい姿勢を手に入れるには姿勢筋を整える必要があります。

まずは自分の姿勢のクセをチェックするために、肩甲骨を内側に寄せて少し下げる「内転の下制」を行いましょう。内転の下制は、意識するだけで姿勢が整う肩甲骨の基本のポジションです。これを行うと、正しい姿勢になるためにどの姿勢筋が必要かがわかります。トレーニングに臨む前にチェックするのがおすすめです。

＼ 姿勢筋を整えないと… ／

肩こり

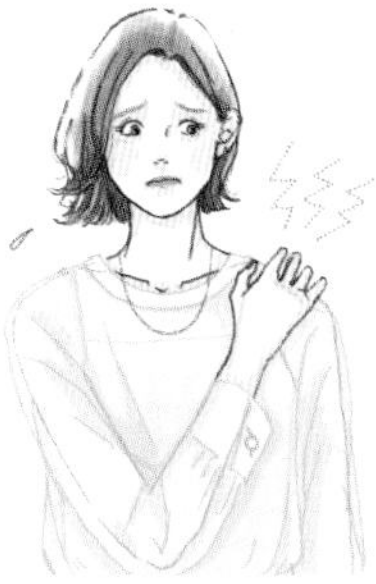

腰痛

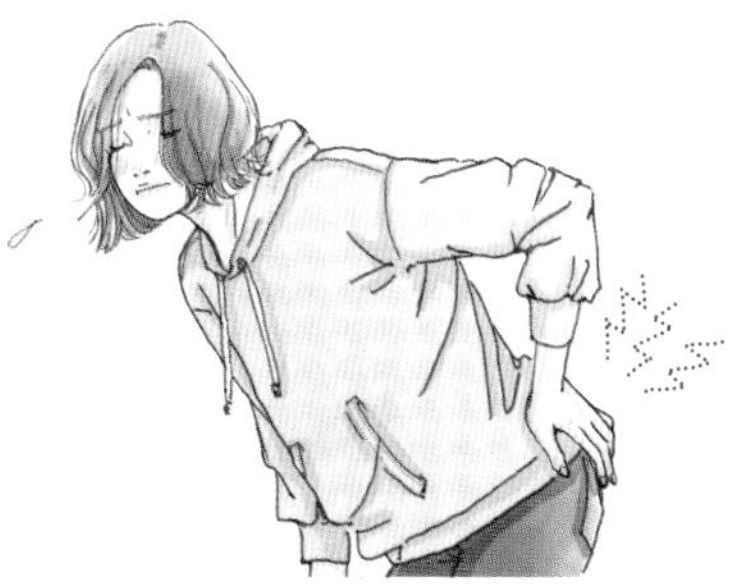

猫背や巻き肩

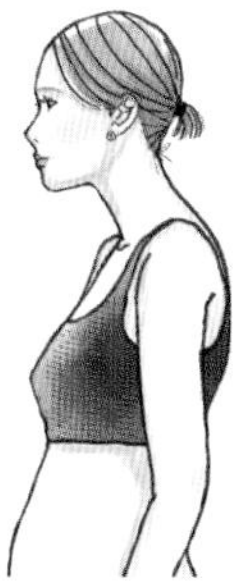

ぽっこりおなか

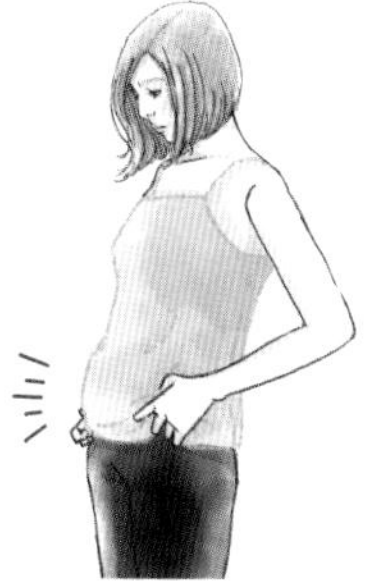

好きな服が似合わない

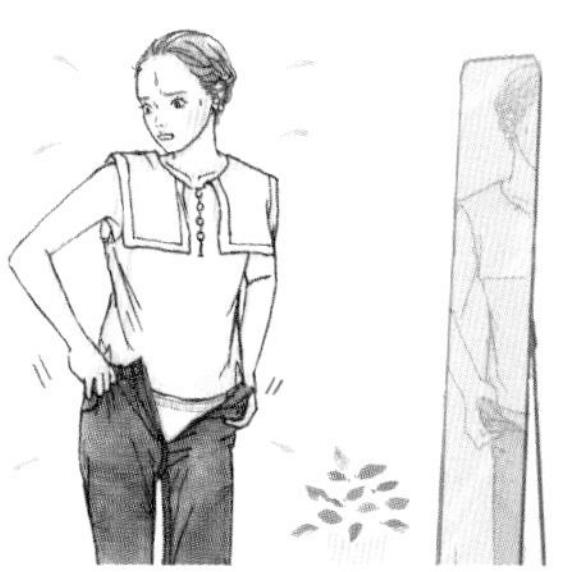

気持ちが落ち込む

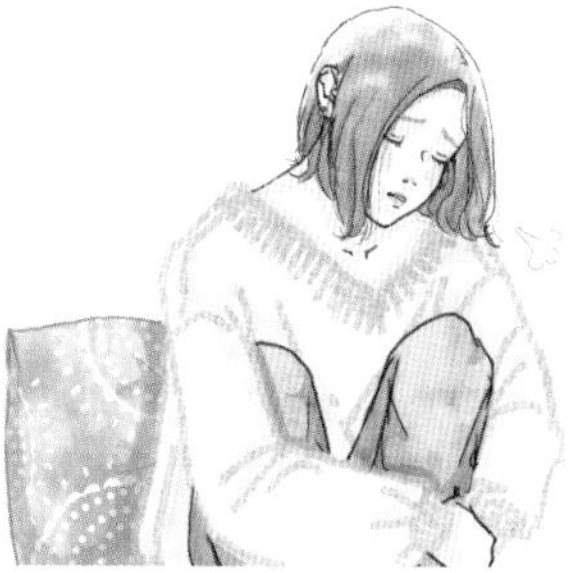

姿勢筋ですべてが変わります

7つの姿勢筋で理想の体になる

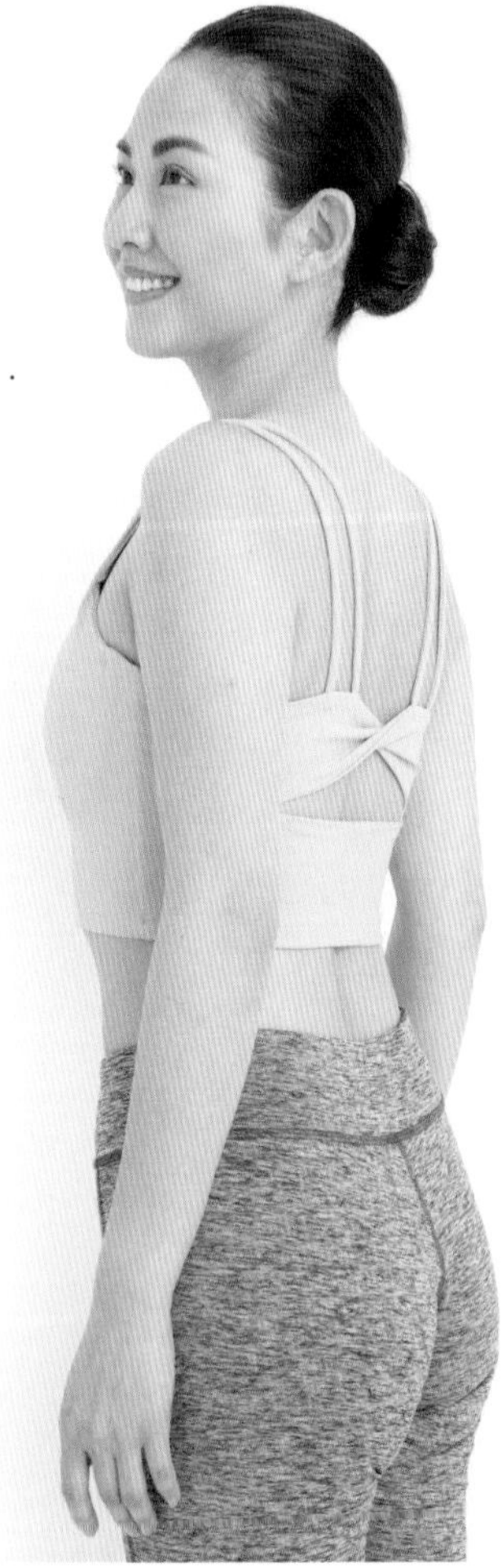

姿勢筋とは、美しい姿勢を作るために必要な筋肉のこと。本書では、ももの内側にある**内転筋**、お尻の表面にある**臀筋**、二の腕のうしろ側にある**上腕三頭筋**、胸の**大胸筋**、おなかにある**腹斜筋**と**腹直筋**、背中にある**脊柱起立筋**の7つを姿勢筋としてピックアップしています。全身に関わる筋肉なのでこれらを鍛えると、姿勢を改善しながら理想の体に変えることができます。

7つの姿勢筋をチェック

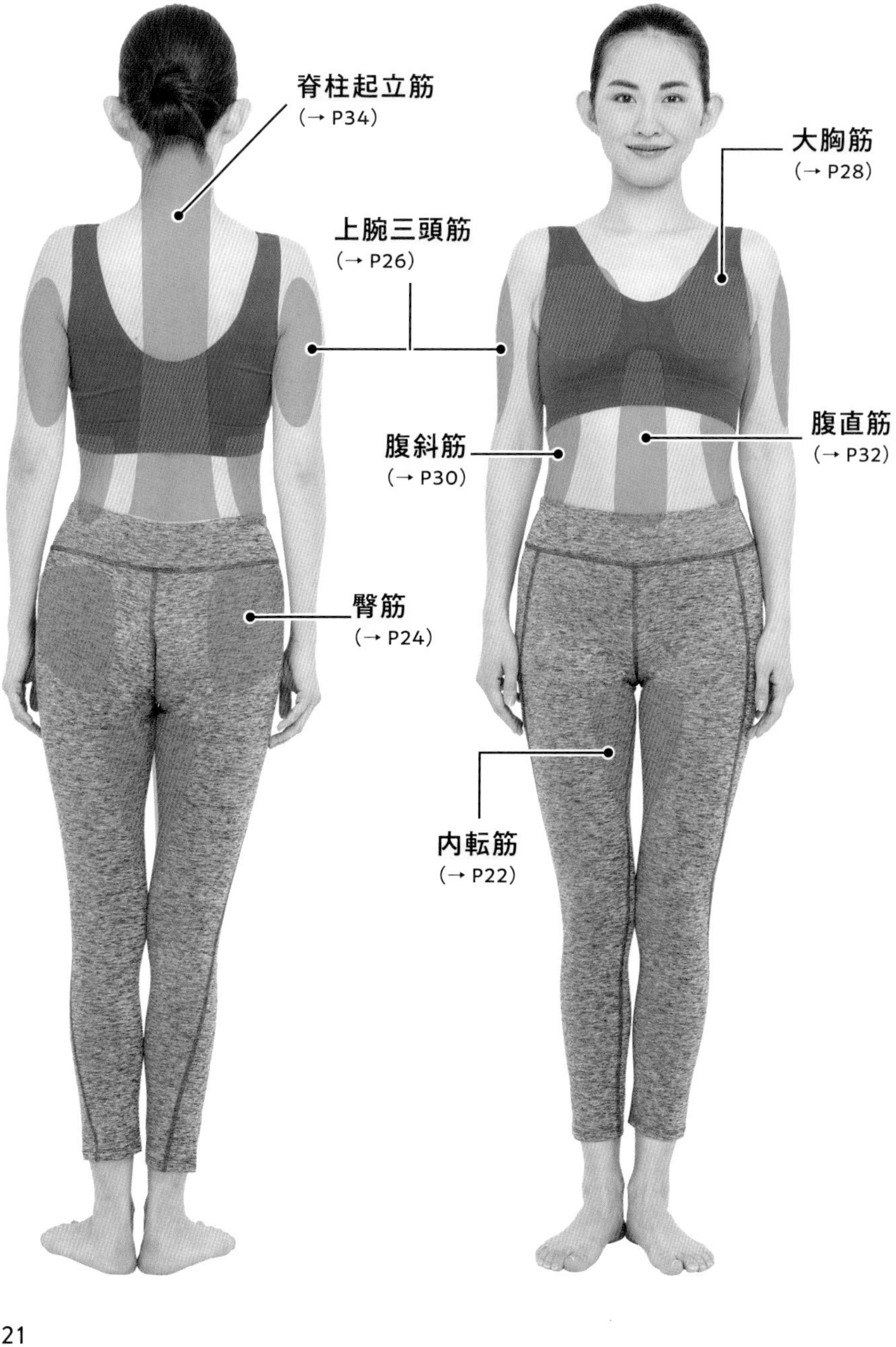

7つの姿勢筋①
内転筋
―スッキリした脚になる―

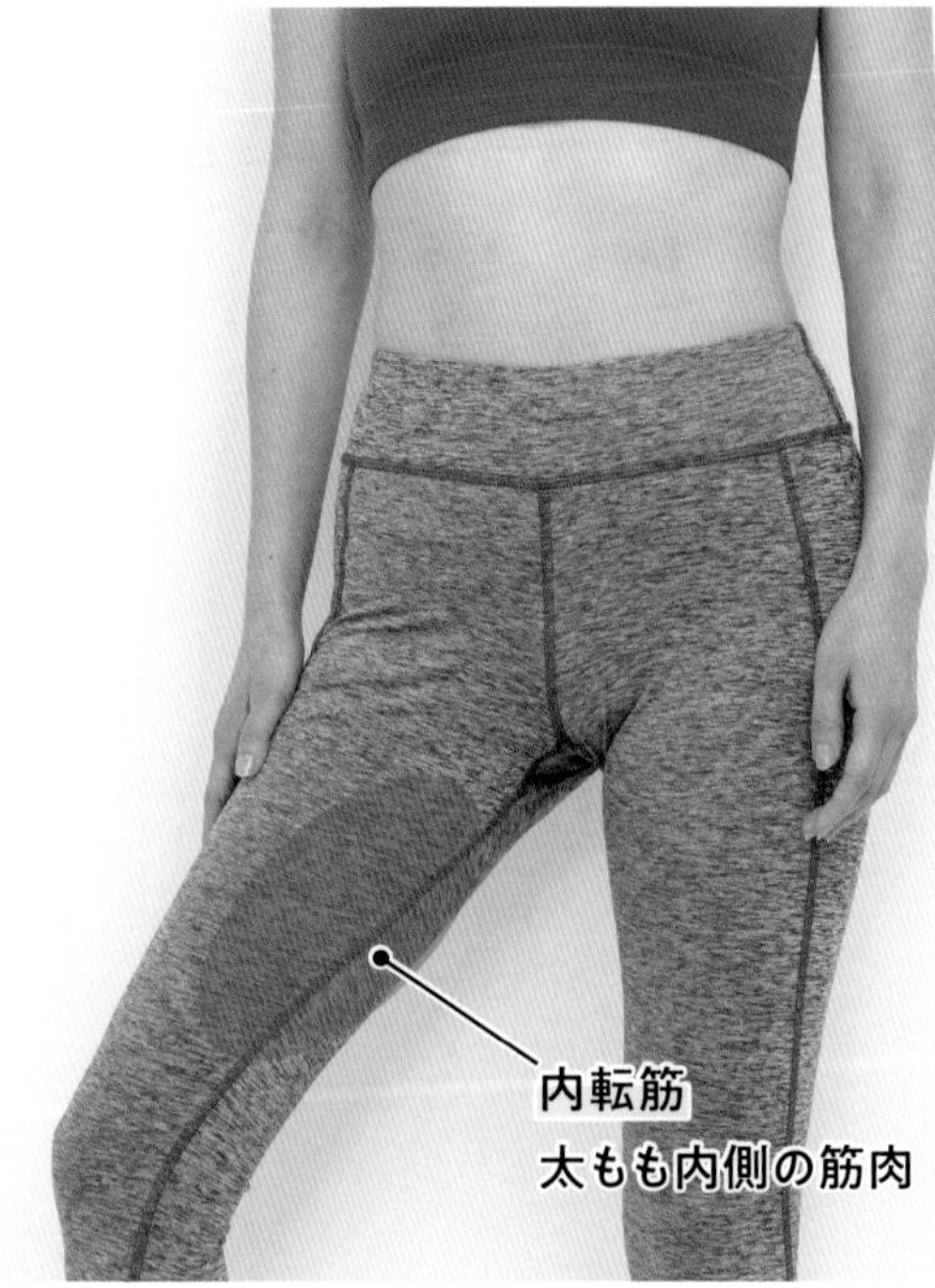

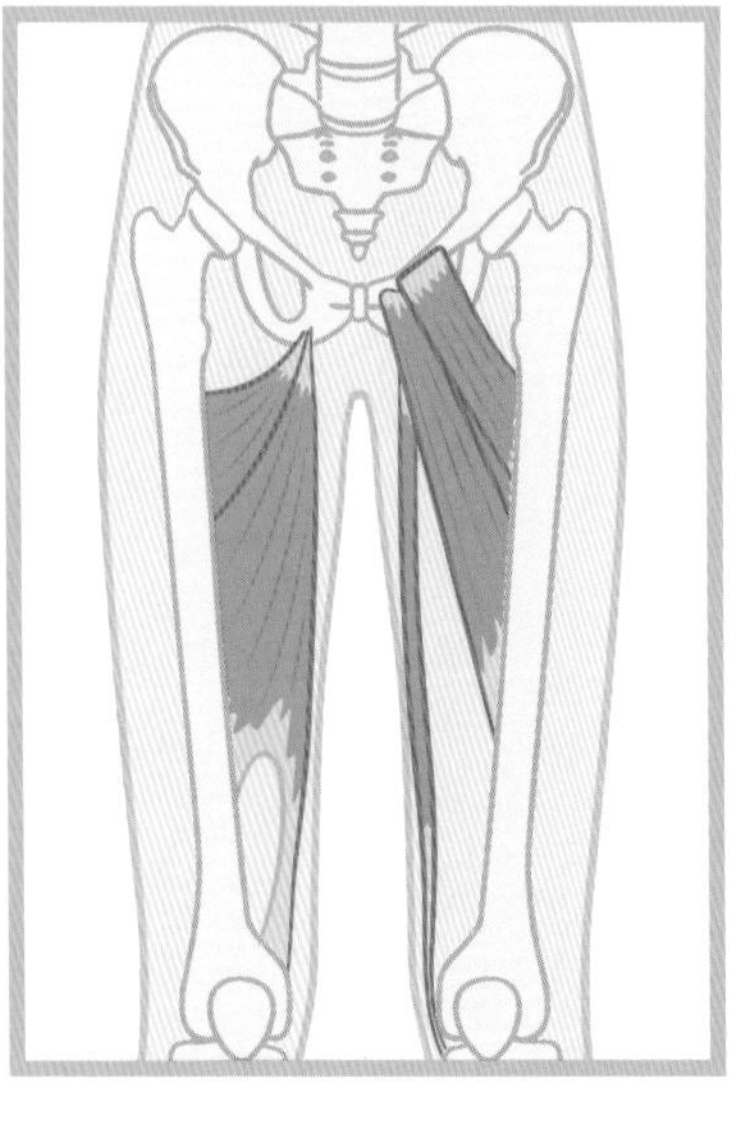

POINT

脚の外側ではなく、内側を鍛えることで脚が細くなる効果が期待できます。

内転筋を意識して美脚を手に入れる

大内転筋、長内転筋、短内転筋、薄筋、恥骨筋という5種類の筋肉を総称して「内転筋群」と呼びます。脚を閉じるときに使う筋肉ですが、日常生活ではあまり鍛えられないため、意識しないとすぐにたるみやすい部位です。内転筋を鍛えることでスッキリした脚を手に入れられるだけでなく、O脚を改善することもできるので、重要な筋肉です。

脚の筋肉を鍛えると、脚が太くなると思いがちですが、それは脚の外側やももの前側の筋肉ばかり鍛えていたからです。ももの内側にある内転筋を鍛えれば、今まで使っていた筋肉の筋繊維が細くなるので、結果として脚が細くなる効果があります。

内転筋を鍛えるトレーニングをチェック

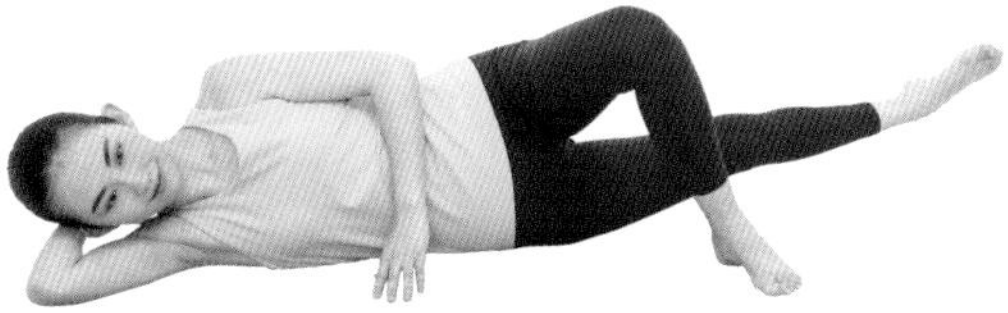

片脚内もも上げ
(→ P60)

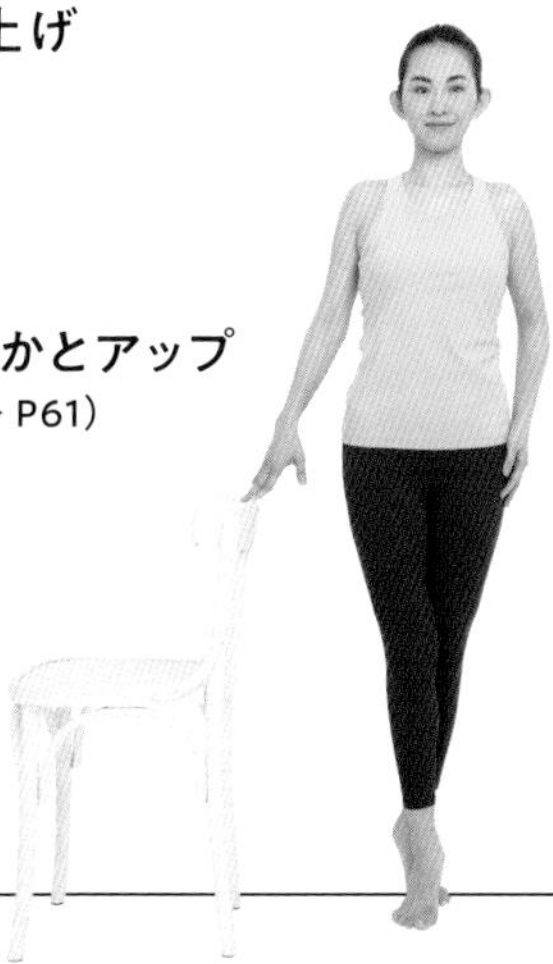

かかとアップ
(→ P61)

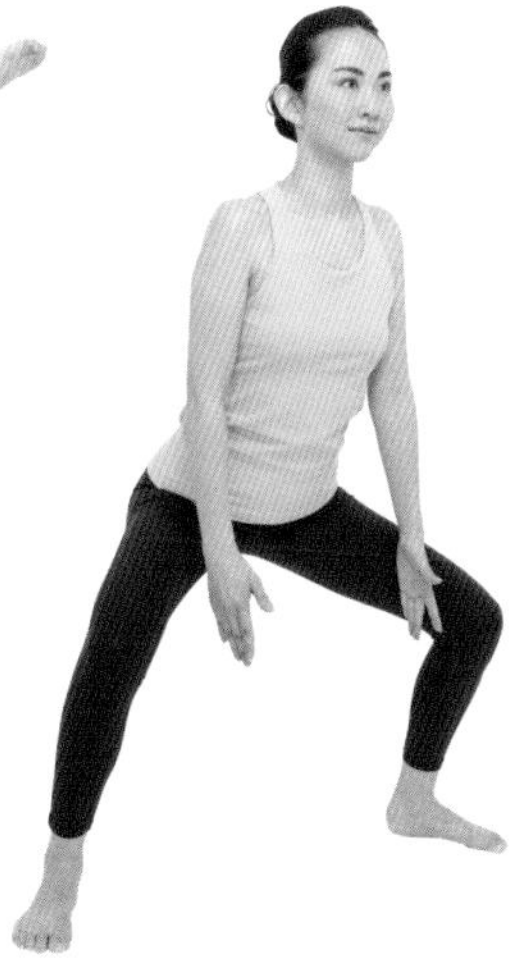

SUMO スクワット
(→ P58)

7つの姿勢筋② 臀筋

―キュッとあがったお尻になる―

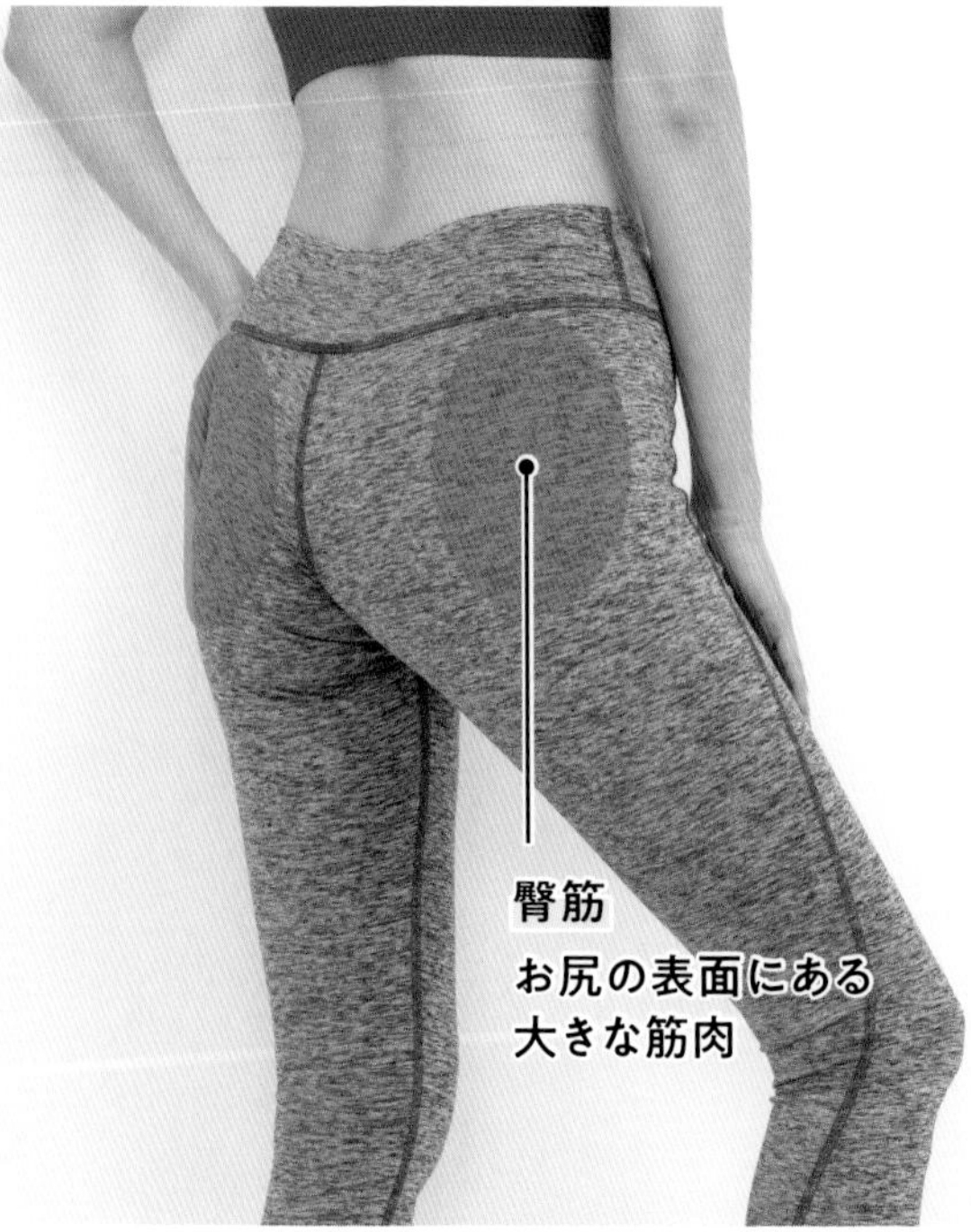

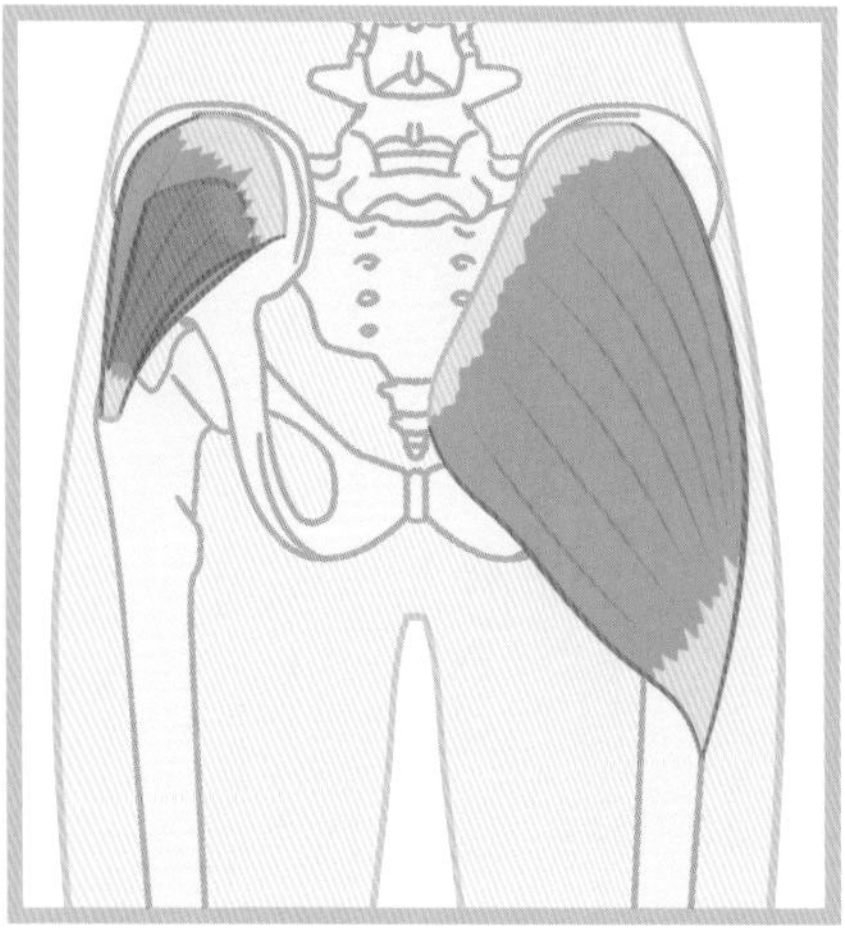

POINT

ヒップアップ効果があるうえに、面積が大きい筋肉なので基礎代謝も向上します。

キュッとあがった美尻を手に入れるには臀筋を鍛えるべし

お尻には大臀筋、中臀筋、小臀筋という3種の筋肉があります。大臀筋は、体の中でもっとも大きい筋肉のひとつです。太ももをうしろに引っ張る働きがあり、立ったり歩いたり階段を上ったりという、日常動作に欠かせません。そのため、足腰が弱る前にしっかりトレーニングしておきたいところです。

また、キュッとあがったきれいなお尻を手に入れるヒップアップ効果はもちろん、体幹が安定して姿勢がよくなり、腰痛が改善する効果もあります。臀筋は面積が大きいため、基礎代謝の向上にもつながります。やせやすい体を作るためにも不可欠な筋肉です。

臀筋を鍛えるトレーニングをチェック

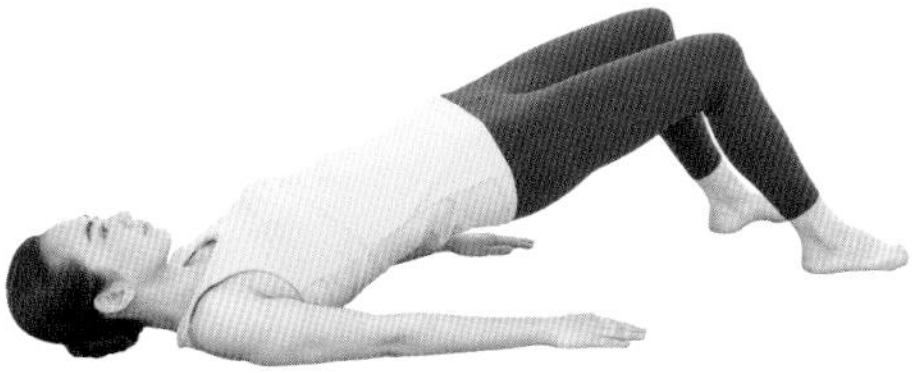

お尻アップダウン
(→ P64)

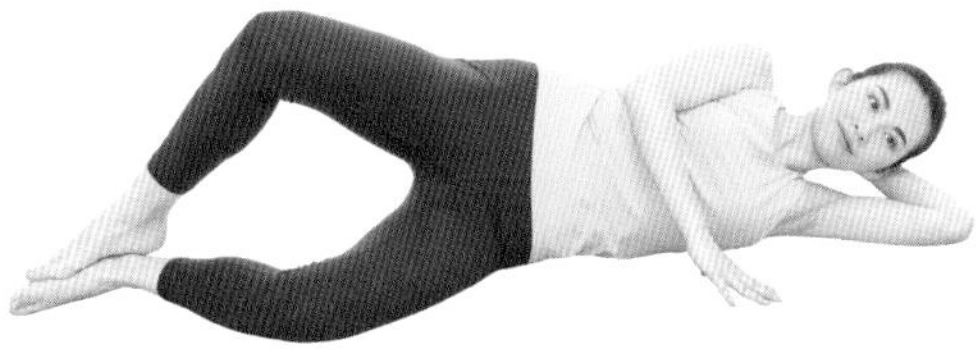

片ひざアップ
(→ P65)

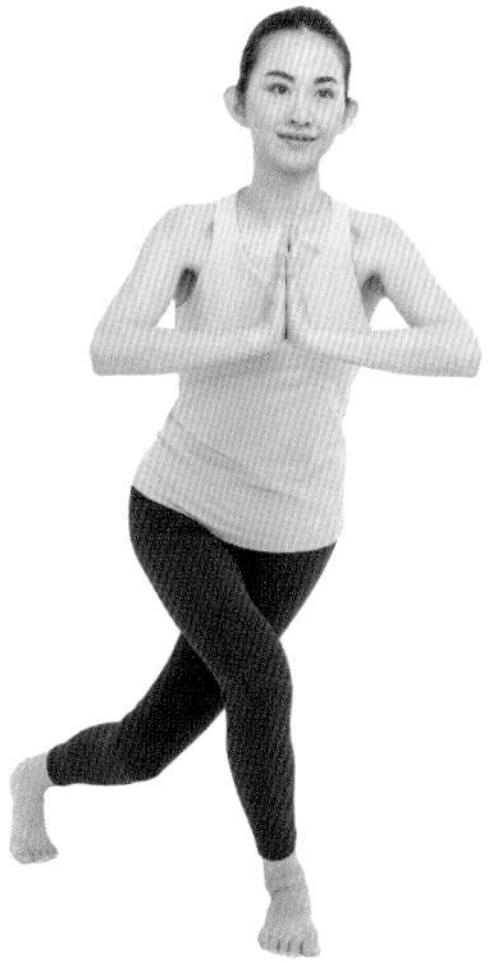

クロススクワット
(→ P62)

7つの姿勢筋③

上腕三頭筋

—引き締まった二の腕になる—

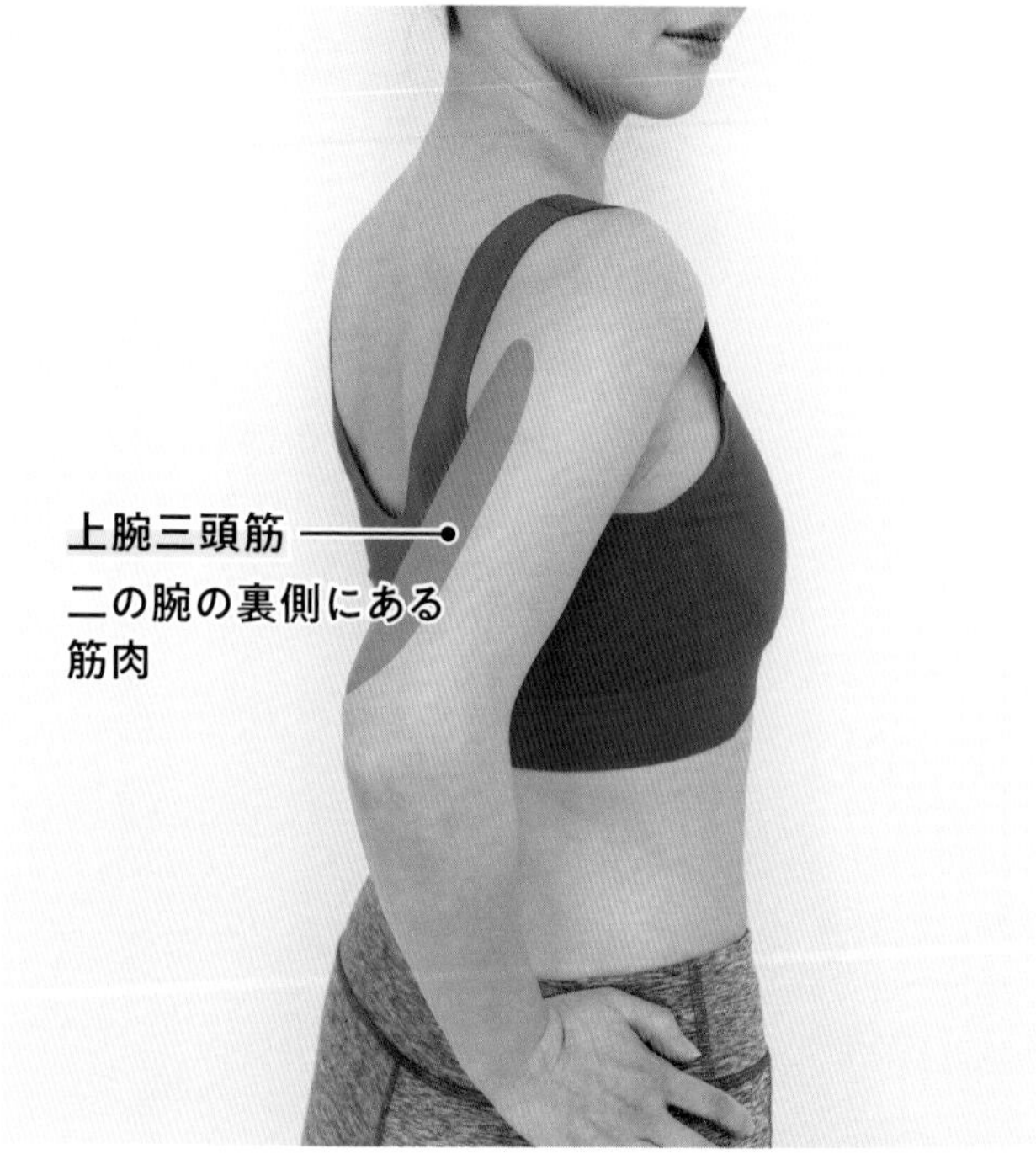

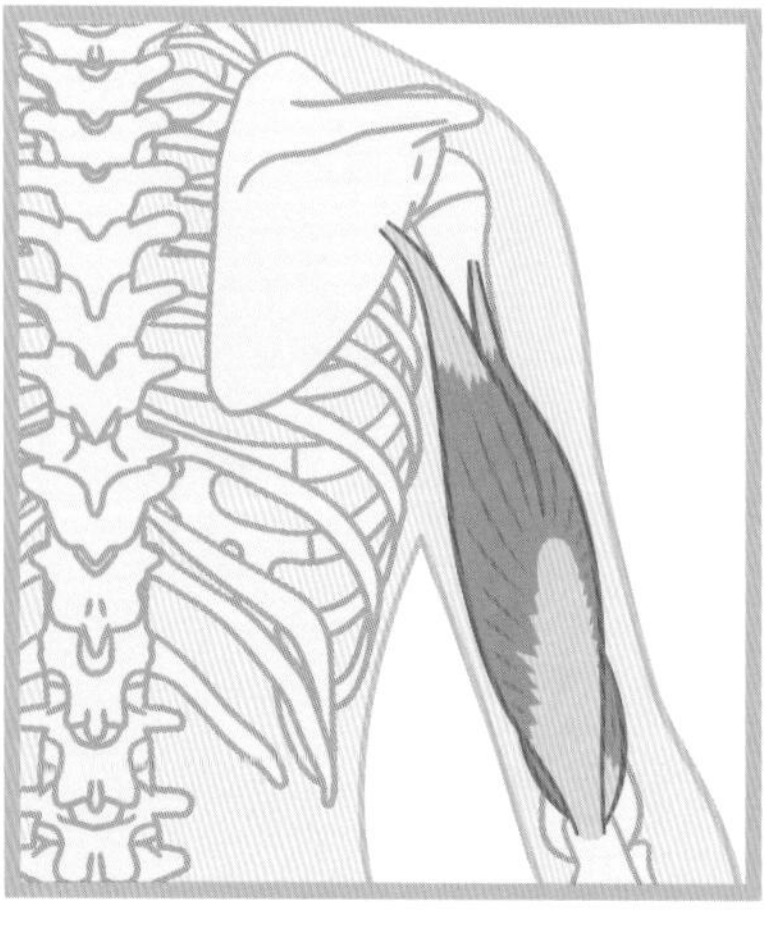

POINT

日常生活ではあまり使わないので、意識して鍛えることでスッキリした二の腕を手に入れます。

腕の〝ふりそで〟は上腕三頭筋を鍛えて解消しよう

二の腕を振ったときに、ぷるぷると揺れる腕のたるみ、いわゆる「ふりそで」は女性にとって、いち早く解消したい悩みのひとつのはず。とくにノースリーブなど腕を出す服を着るときに、コンプレックスに思う人も多いでしょう。

　ふりそでは、二の腕のうしろ側にある上腕三頭筋を鍛えることで解消します。上腕三頭筋は、力こぶが出る上腕二頭筋の裏側にあり、日常であまり使わない部位です。上腕二頭筋よりも面積が大きいため、上腕三頭筋を鍛えるだけで引き締まった二の腕を手に入れることができます。また、肩とつながっているので巻き肩や肩こり解消にもつながります。

上腕三頭筋を鍛えるトレーニングをチェック

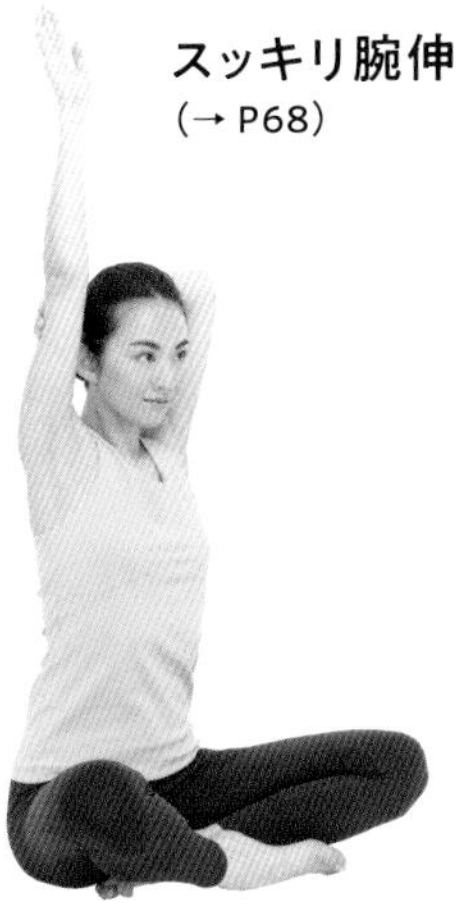

スッキリ腕伸ばし
（→ P68）

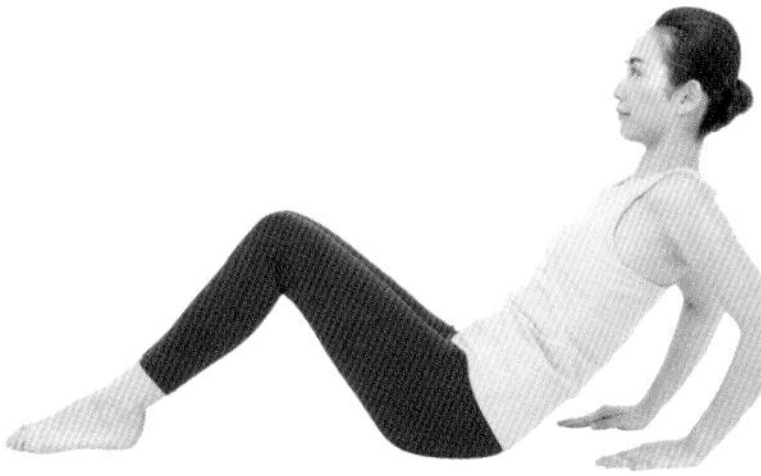

二の腕引き締めトレーニング
（→ P66）

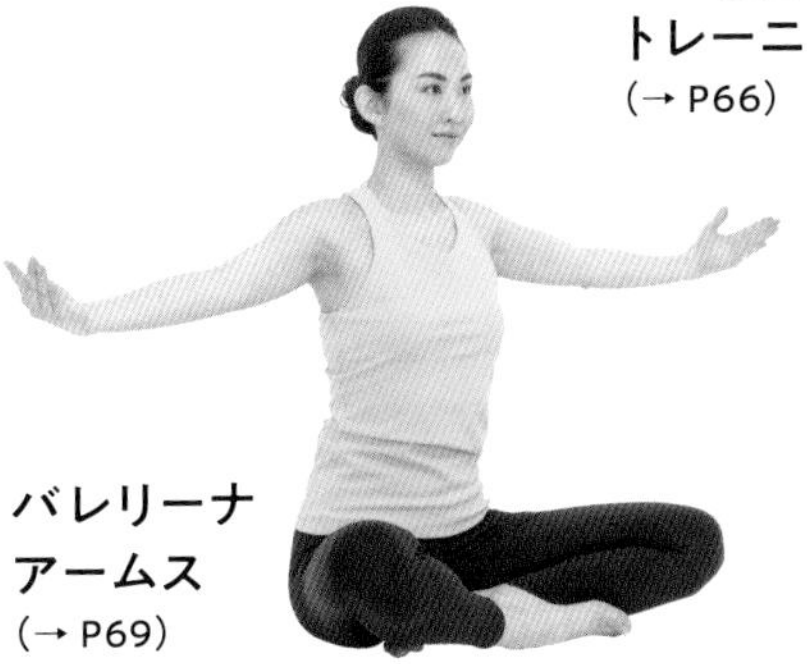

バレリーナアームス
（→ P69）

7つの姿勢筋④
大胸筋
—バストアップにつながる—

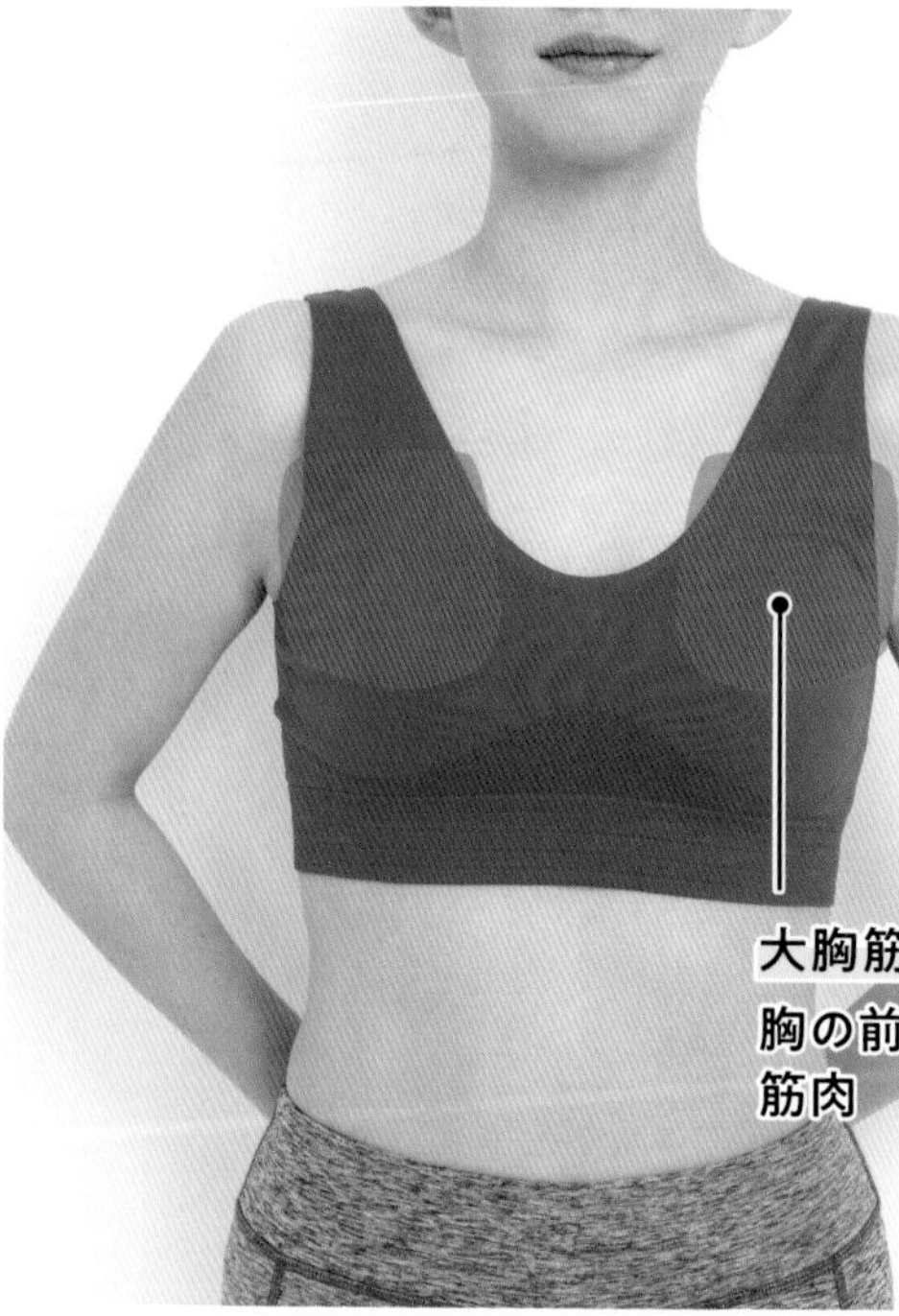

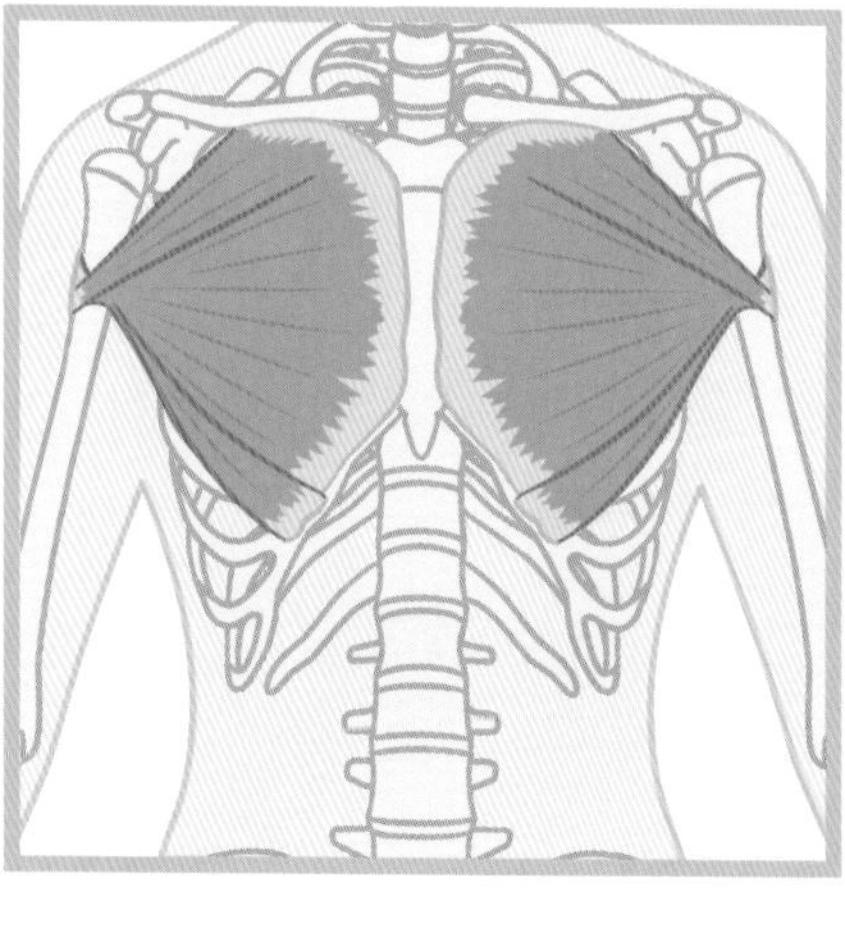

POINT

バストの土台となる筋肉なので、鍛えることでバストアップ効果や美しいデコルテラインを作れます。

大胸筋を鍛えるだけで美胸が手に入る

「年齢とともにバストの位置が下がっている気がする……」と悩む人は多いはず。大胸筋は胸の前面に広がっており、乳房の土台のように乳房とろっこつの間にあります。胸は脂肪組織が約9割なので、胸の重さを支えるには大胸筋の筋肉量を増やすことが大切です。胸の土台が大きくなることで、バストアップにもつながります。

　また、大胸筋を鍛えることでデコルテラインが美しく見えるメリットもあります。胸元は筋肉がないと、骨が目立って貧相に見えてしまいます。うっすらと大胸筋がつくだけで、Vネックなど胸元の開いた服やネックレスが段違いで似合うようになるので女性は鍛えて損はありません。

大胸筋を鍛えるトレーニングをチェック

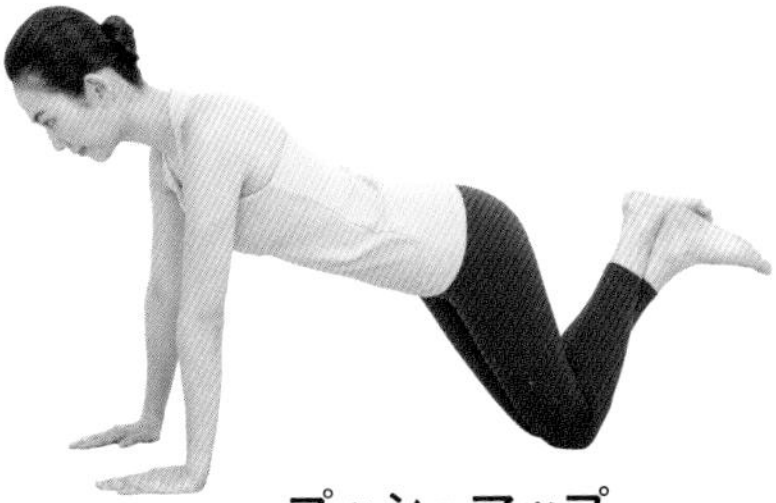

プッシュアップ
（→ P70）

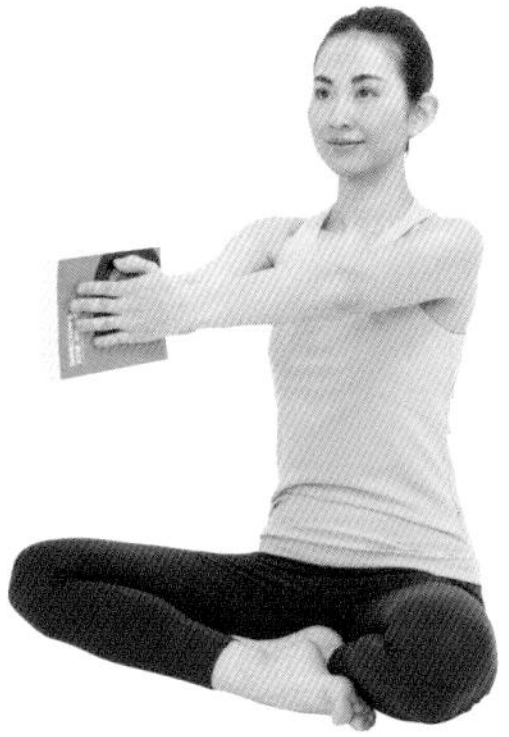

本を挟んで前へ
（→ P72）

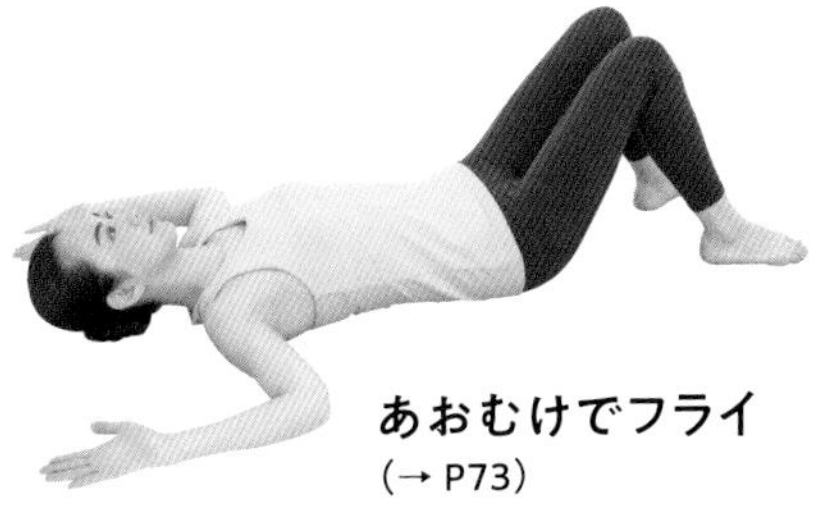

あおむけでフライ
（→ P73）

7つの姿勢筋⑤ 腹斜筋

―美しいくびれを作る―

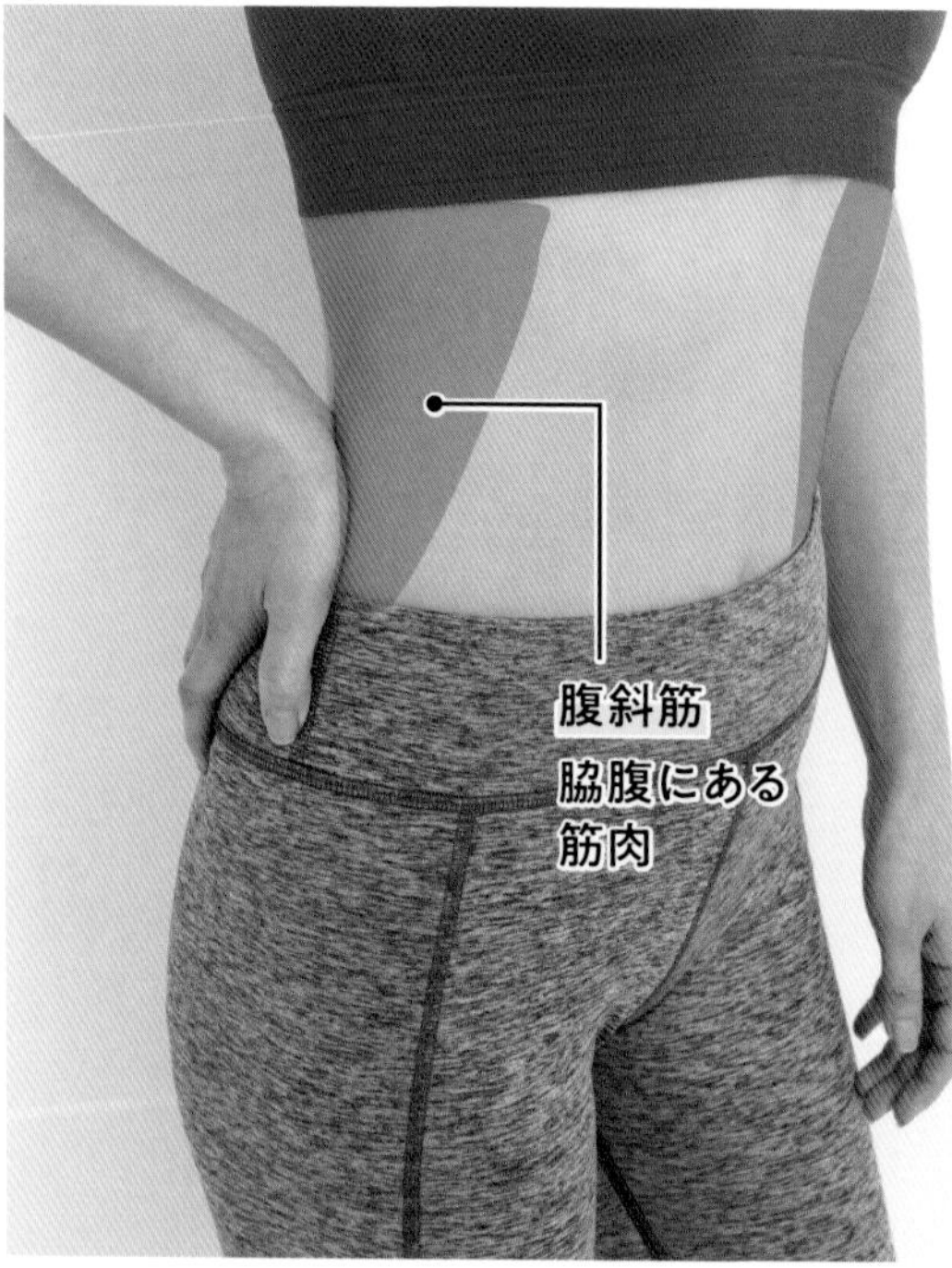

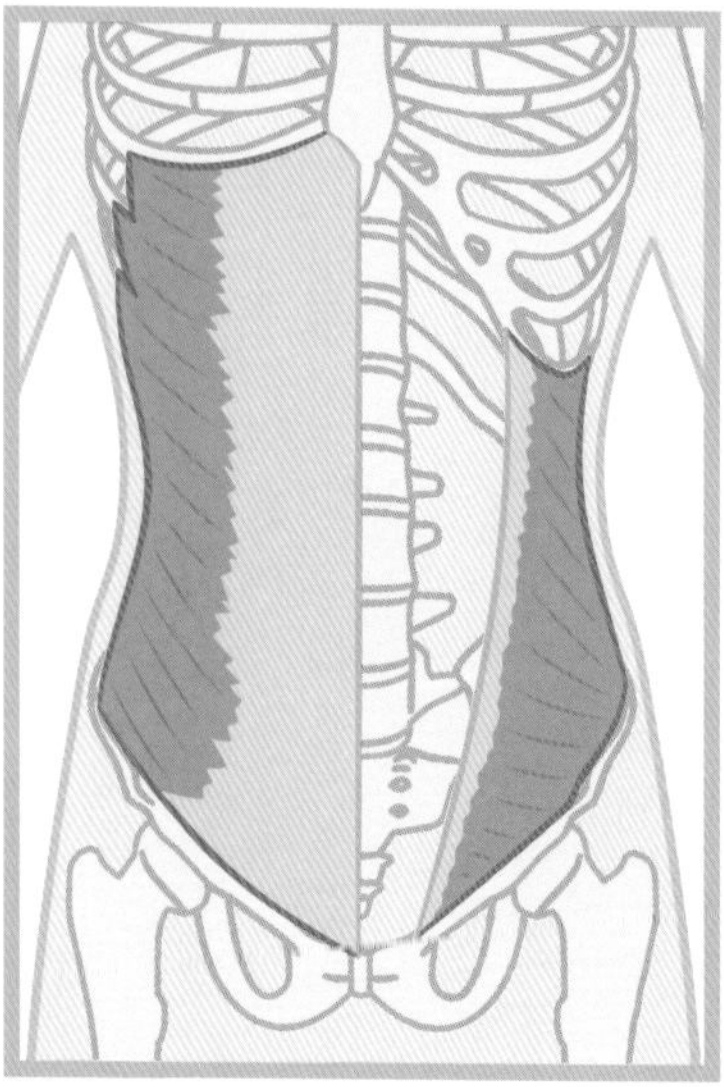

POINT

ウエスト部分にある筋肉なので、鍛えることで引き締まったくびれを作る効果があります。

腹斜筋は美しいくびれを作るのに不可欠な筋肉

腹斜筋は脇腹についている筋肉で、外側にある筋肉を「外腹斜筋」、内側にある筋肉を「内腹斜筋」といいます。外腹斜筋はろっこつの外側から骨盤や腹部につながっており、内腹斜筋は腹部やろっこつの下部から骨盤と腰につながっています。腹斜筋はどちらとも体をひねったり、丸めたりする動作に使われます。

腹斜筋を鍛えることで、脇腹を引き締め、女性らしい美しいくびれを手に入れることができます。また、よくある悩みのひとつ、ぽっこりおなかを解消してメリハリのある体を作る効果もあります。おなかを引き締めるには腹斜筋にアプローチするのがいちばんです。

腹斜筋を鍛えるトレーニングをチェック

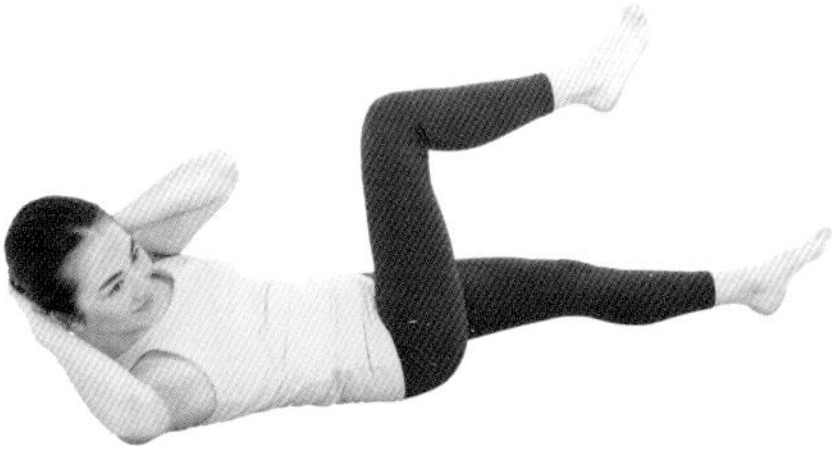

寝たままくびれエクササイズ
（→ P74）

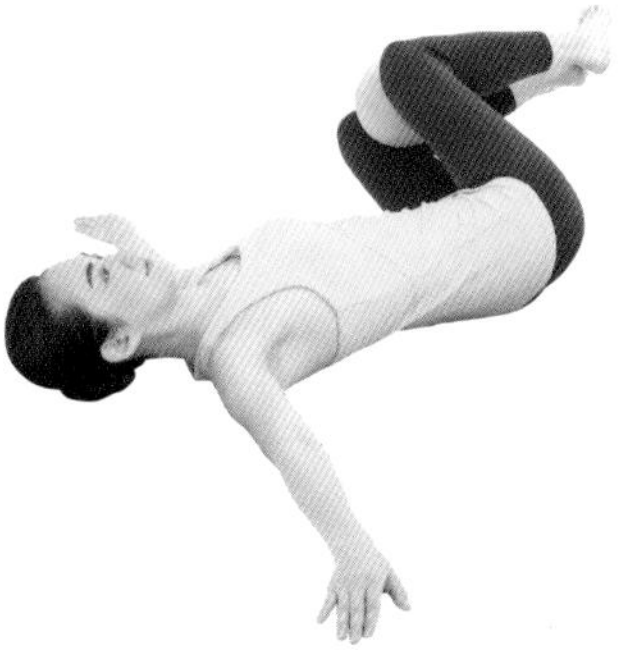

ボール挟みエクササイズ
（→ P76）

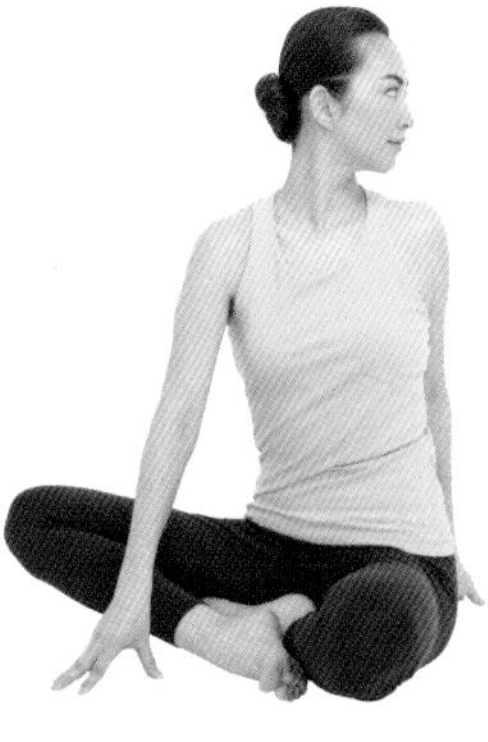

あぐらでねじり
（→ P77）

7つの姿勢筋⑥ 腹直筋

—おなかまわりを引き締める—

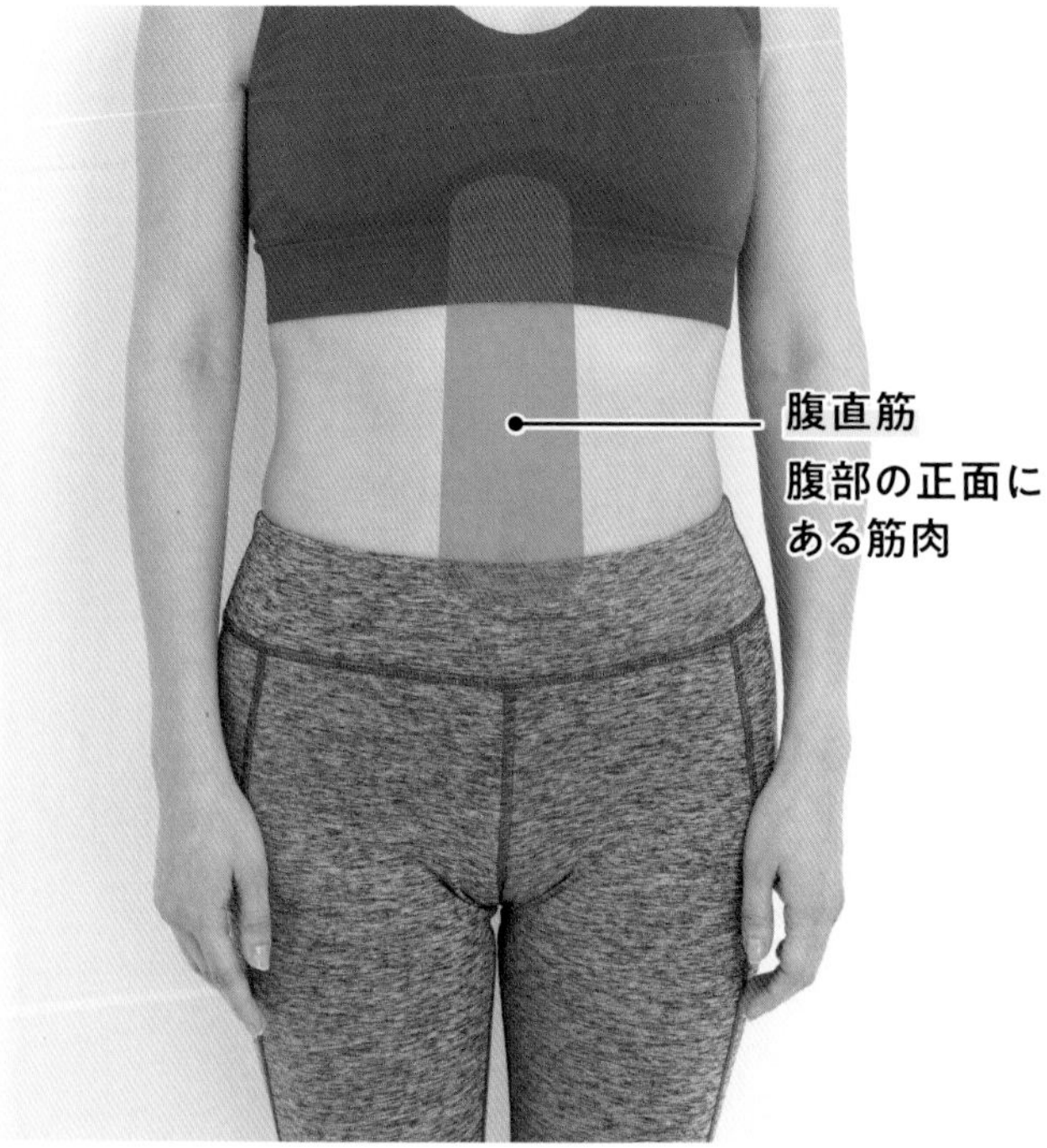

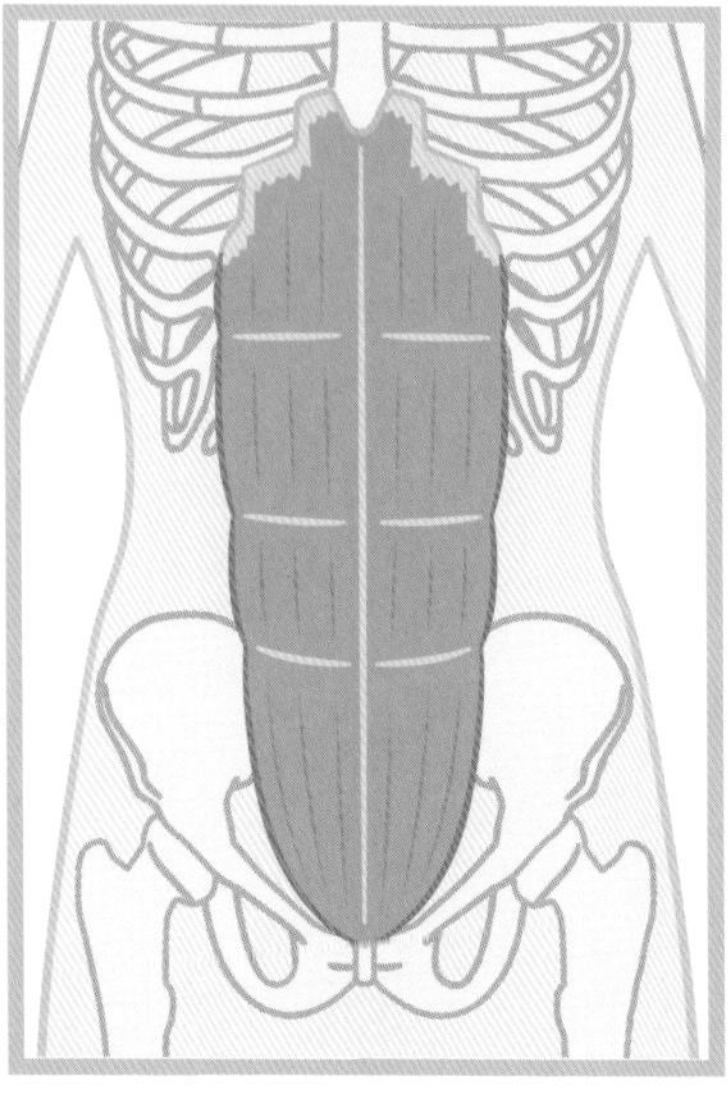

POINT

腹部の中央部にあり、鍛えることで引き締まったおなかまわりを手に入れられます。

腹直筋で体幹を安定させて美しい姿勢をキープする

腹直筋は腹部の正面にある平たく長い筋肉で、体の表層にあります。腹筋が6つに分かれて見える、いわゆる「シックスパック」は腹直筋の上にある皮下脂肪が薄いと現れます。

　腹直筋は体幹を支え、主に体を曲げたり体を横にたおしたりする働きがあります。腹直筋が衰えると、背中の筋肉に体が引っ張られてしまうため、反り腰になったり腰痛を引き起こしたりします。腹直筋を鍛えることで、まっすぐ伸びた背中と美しい姿勢を手に入れられるのです。もちろんおなかまわりも引き締まります。おなかのお肉が気になってきた人は腹直筋を鍛えましょう。きれいな腹筋が手に入れられます。

腹直筋を鍛えるトレーニングをチェック

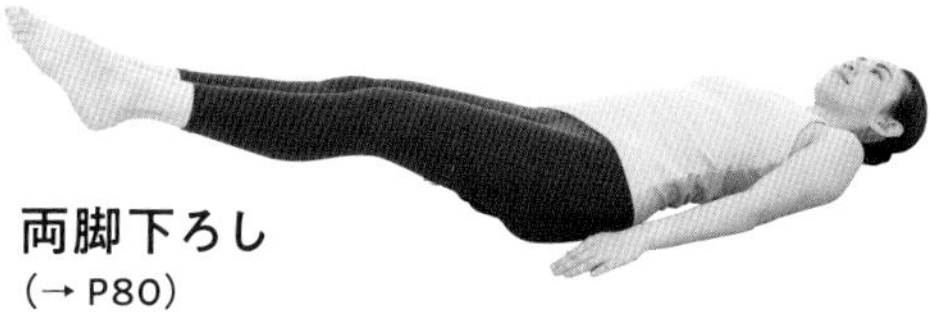

両脚下ろし
（→ P80）

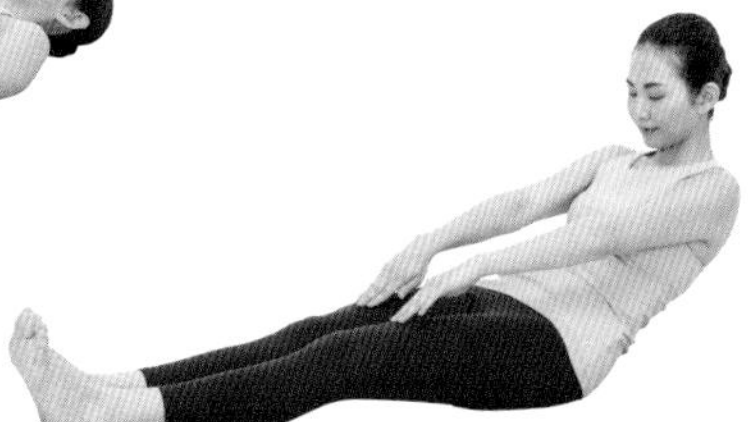

上体たおし
（→ P78）

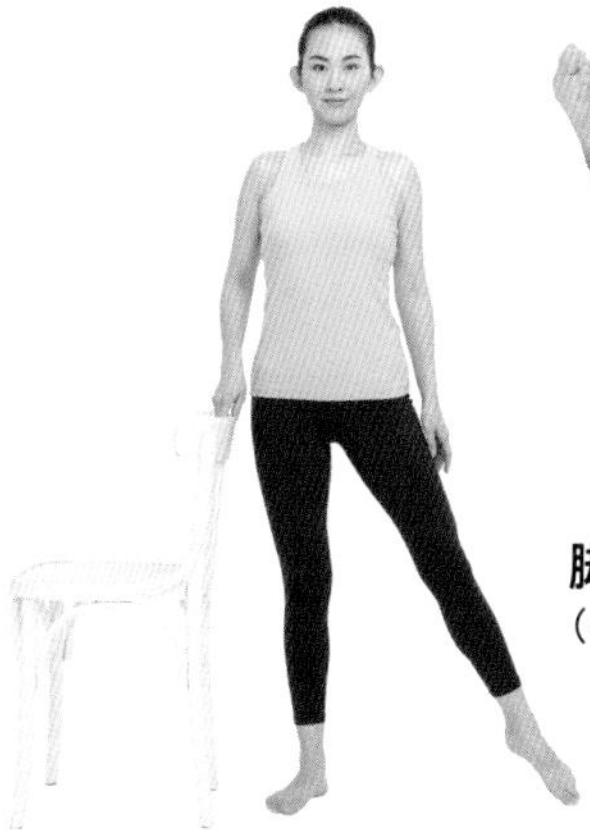

脚で円を描いて
（→ P81）

7つの姿勢筋⑦ 脊柱起立筋

―まっすぐきれいな背中美人になる―

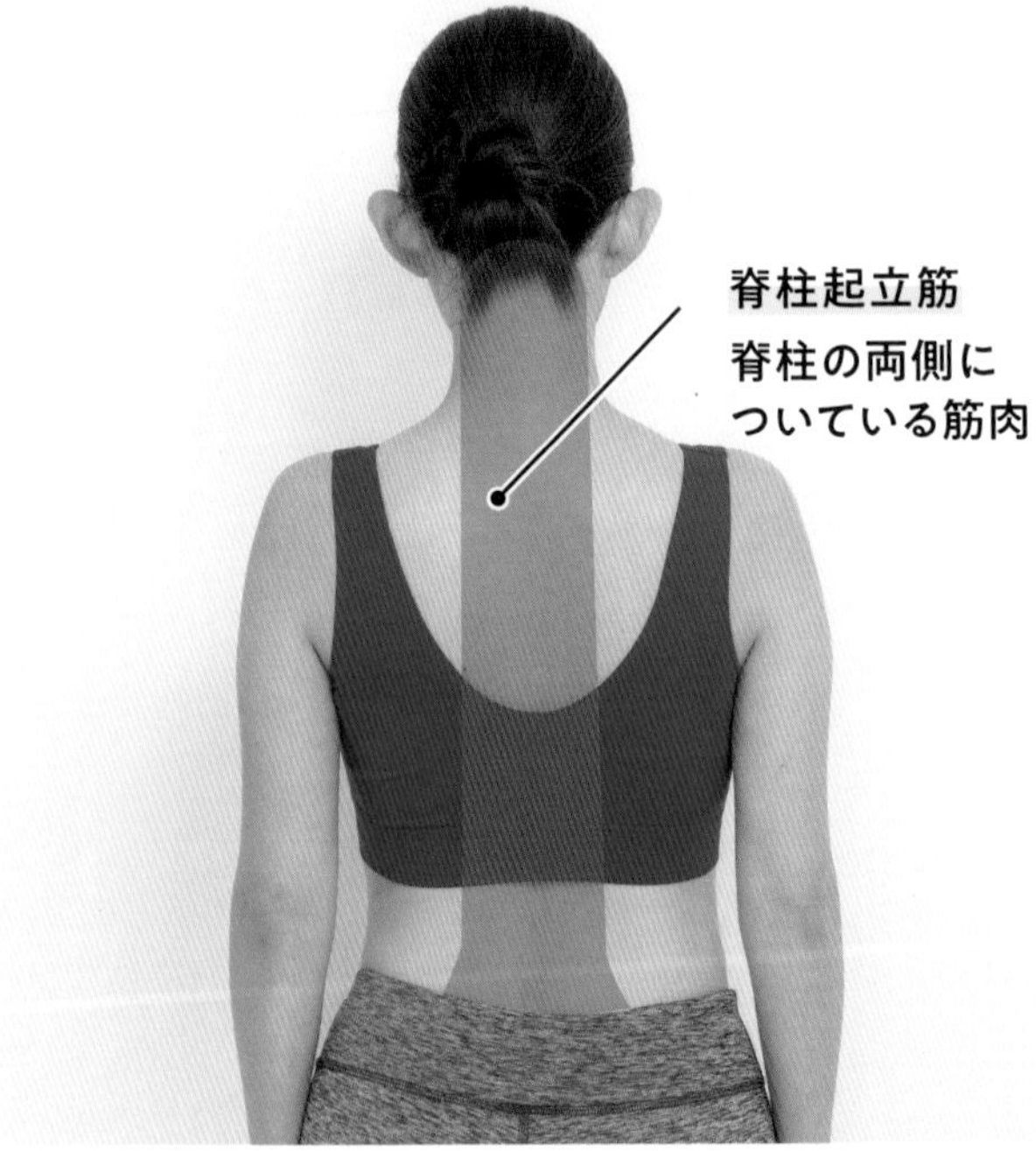

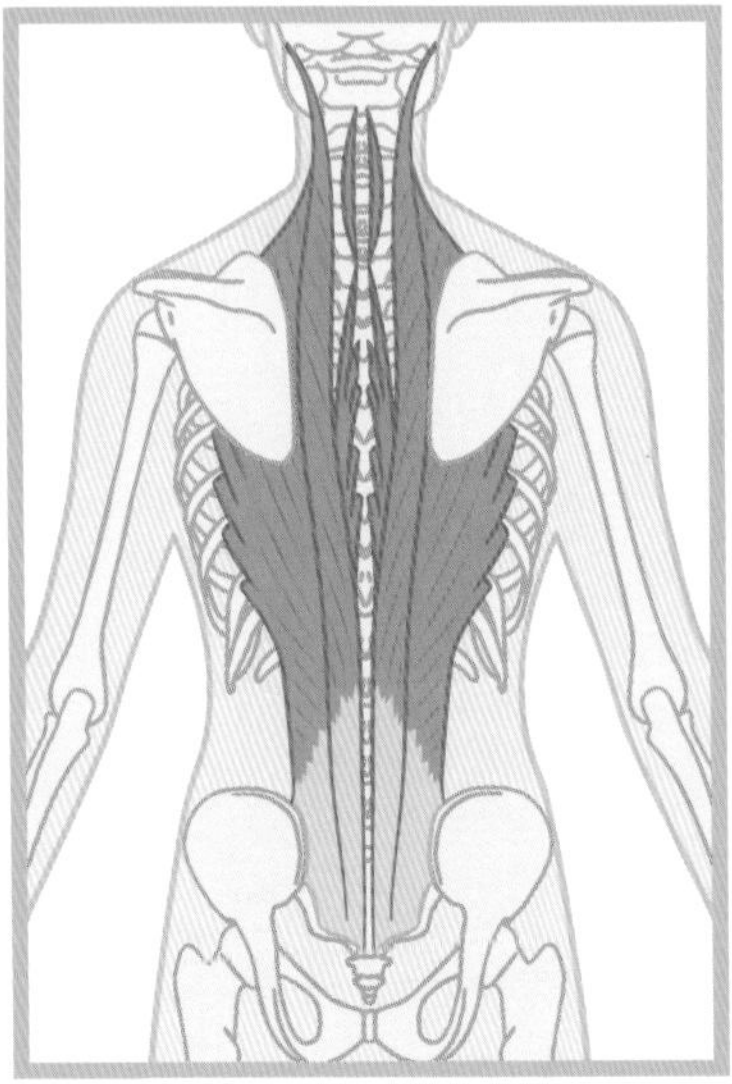

POINT

背骨に沿うようにある筋肉なので姿勢に関係します。鍛えることで、ほっそりした背中になる効果があります。

きれいなうしろ姿は 脊柱起立筋からできる

　脊柱起立筋は首から腰にかけて背骨に沿うようにある筋肉です。まっすぐ背筋を伸ばす正しい姿勢の維持には欠かせません。椅子に座っているときや立っているとき、歩いているときなど、つねに脊柱起立筋が働いています。脊柱起立筋を鍛えると、猫背など悪い姿勢の解消に役立ち、肩こりや腰痛の改善にもつながります。また、背中が反りすぎる、反り腰予防にもなります。

　脊柱起立筋を鍛えると脊柱起立筋の厚みと背骨との高低差が生まれ、背中に縦線（ビーナスライン）ができ、美しい背中に見えます。脊柱起立筋を鍛えて背中美人を目指しましょう。

脊柱起立筋を鍛えるトレーニングをチェック

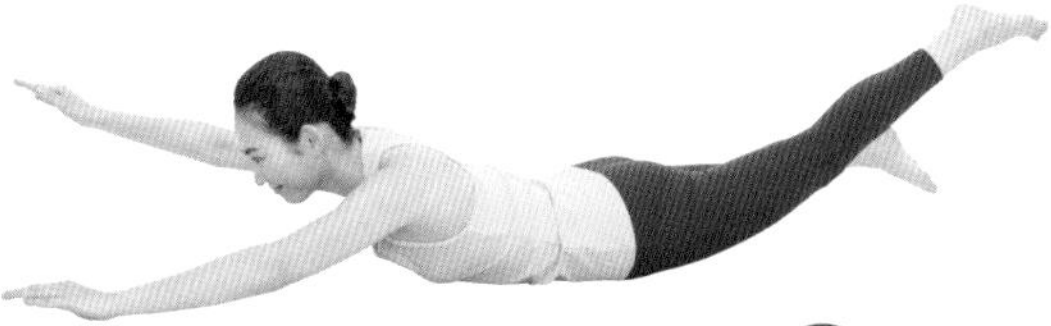

スイミング
（→ P84）

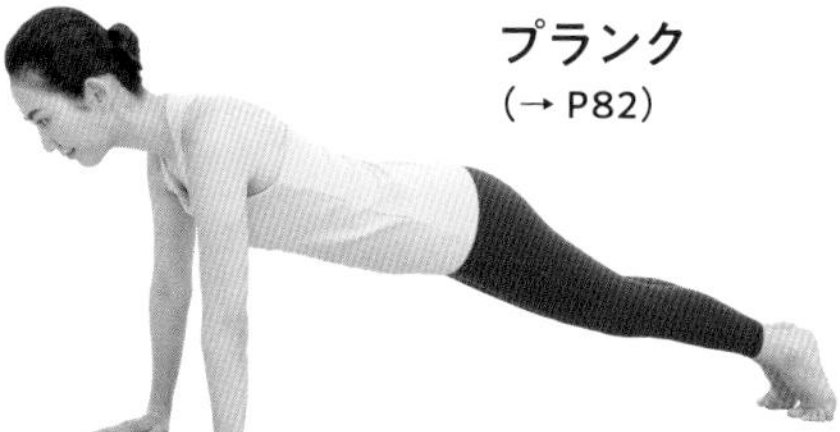

プランク
（→ P82）

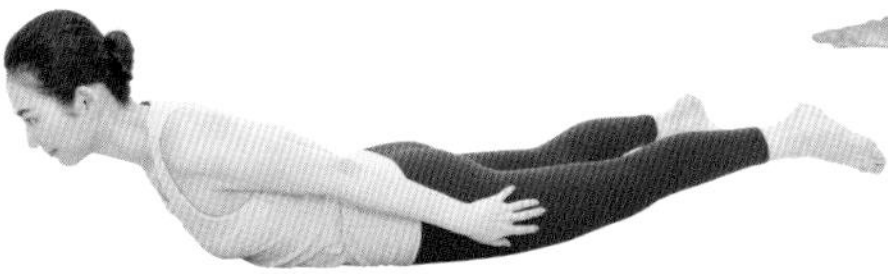

うつぶせ上体起こし
（→ P85）

美姿勢プログラムの3STEP

美姿勢プログラムは、たった3STEPで完成するプログラム。
さあ、姿勢筋を整えて理想の体を目指しましょう！

STEP 1　全身の筋肉をほぐす

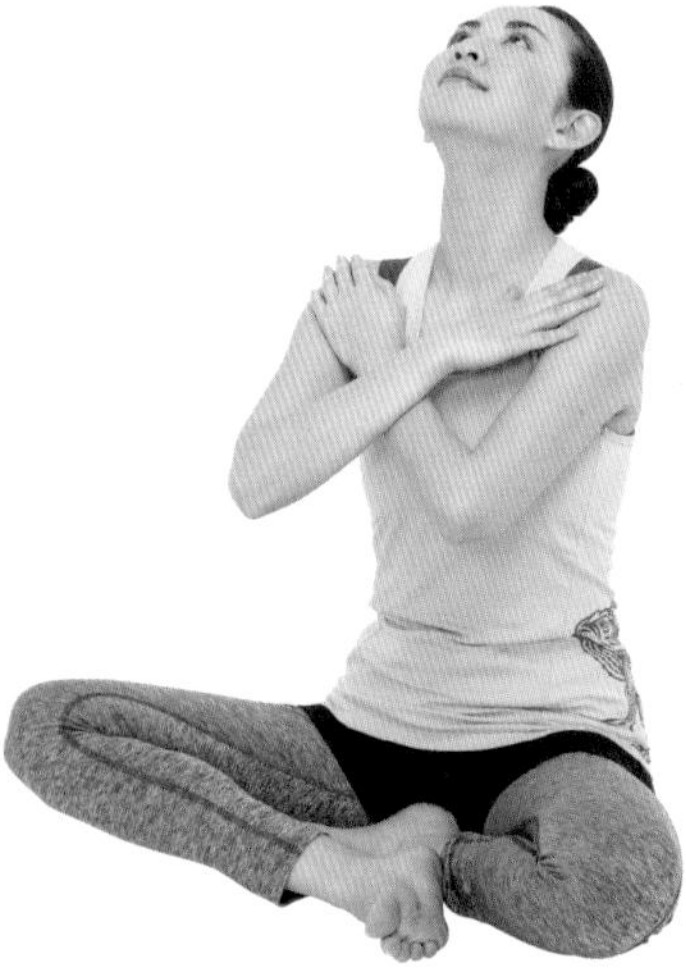

カチカチの筋肉を柔らかくする

筋肉は使わないとカチカチに硬くなってしまいます。まずはこり固まった筋肉を入念にほぐすことから始めましょう。筋肉をしっかりほぐすことで、トレーニングで得られる結果が変わってきます。

STEP 2

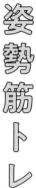

姿勢筋トレーニング

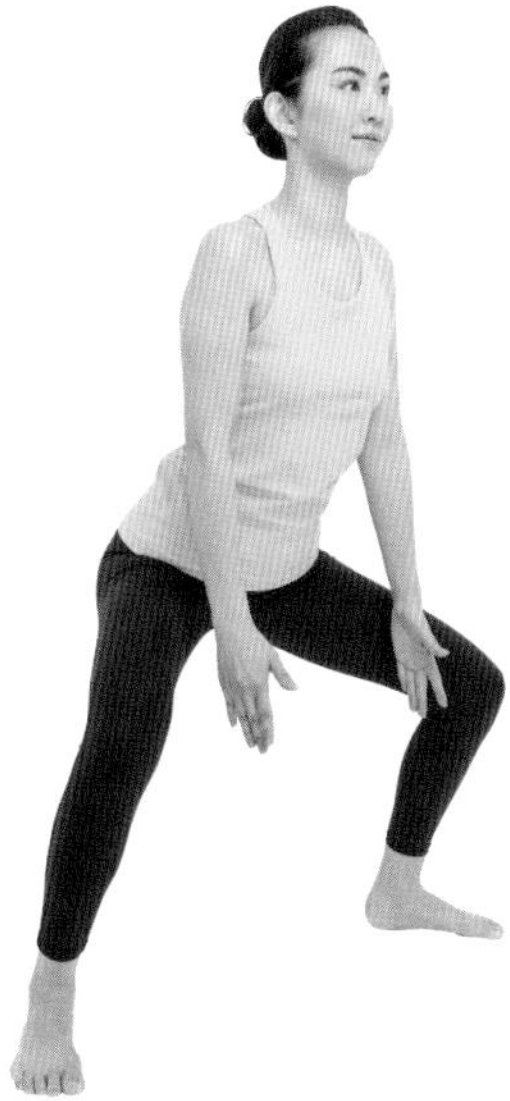

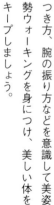

姿勢筋を整えて美姿勢を作る

7つの姿勢筋にアプローチできる7種類のオリジナルトレーニング。これだけで全身を鍛えられる、考え抜かれたトレーニングです。自分のレベルに合わせてトレーニングを差し替えることもできます。

STEP 3

美姿勢ウォーキング

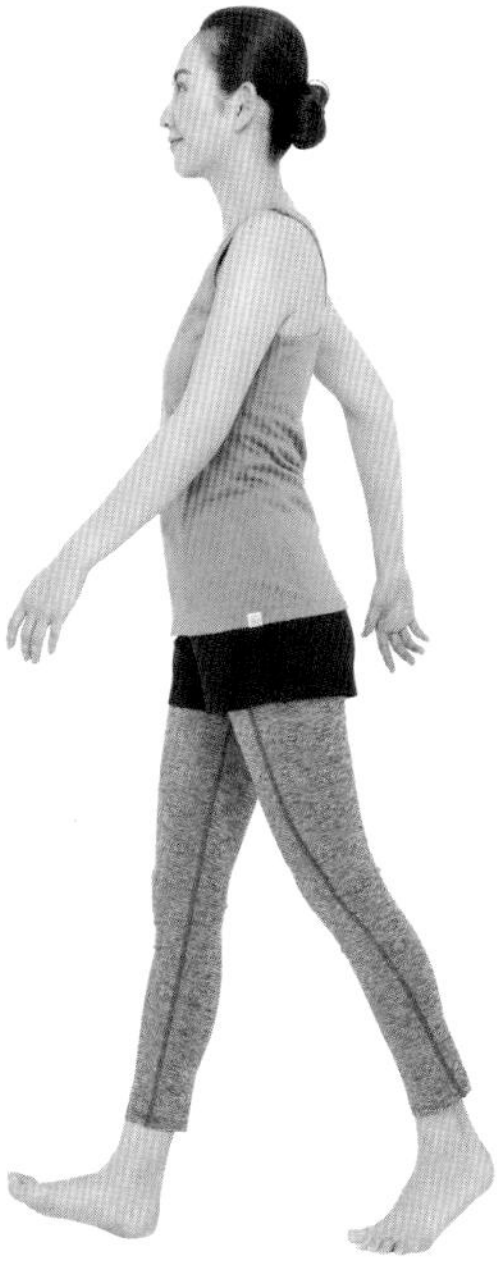

美しい歩き方で美姿勢をキープする

歩くときに美しい姿勢を意識して歩いていますか？　足の踏み出し方、かかとのつき方、腕の振り方などを意識して美姿勢ウォーキングを身につけ、美しい体をキープしましょう。

Column

日常で姿勢筋トレ①

信号待ちやレジ待ち……待っている間も姿勢筋トレ

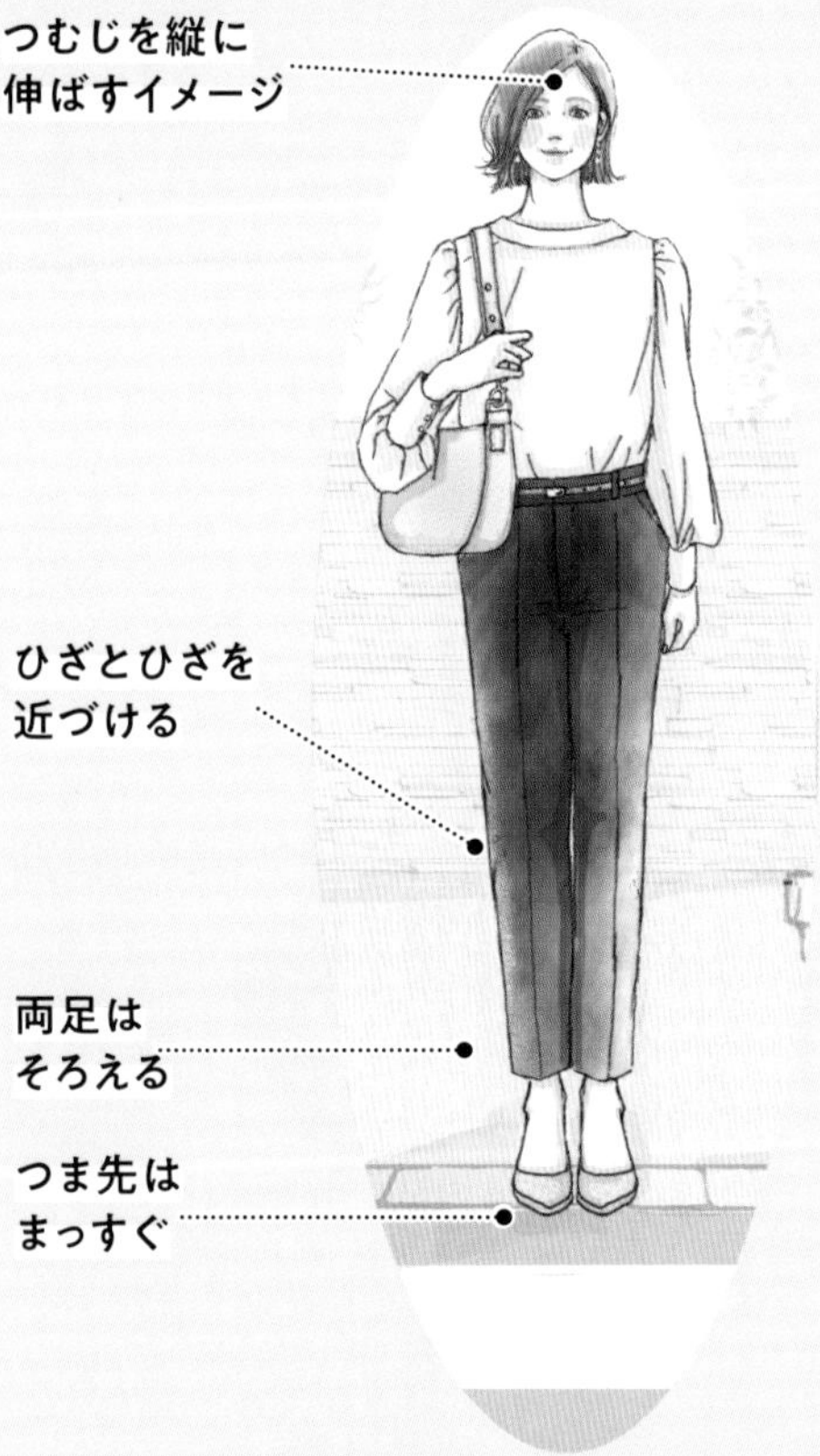

足裏8点を意識して立ち、内転筋にアプローチ

信号待ちなどのムダに思える時間でも、美しい体に近づくトレーニング時間になります。

何かを待って立っているときは、つい片足に体重をかけてしまいがちです。骨盤の傾きをさらに悪化させる体勢なので、かかと、親指のつけ根、小指のつけ根、足の指5本の8点がしっかり床につくよう、意識して両足に均等に体重ををかけましょう。内転筋を鍛えるよう心がけます。

STEP
1

全身ほぐし

まずは全身の筋肉をほぐす

トレーニングの効果を高める全身ほぐし

さあ姿勢筋トレーニング！　と意気込む気持ちを抑えて、まずはカチカチに固まっている筋肉をほぐすことから始めましょう。ふだん運動をしていない場合、急にトレーニングを行うと、ケガや痛みを引き起こす可能性があります。しっかりほぐして血流をうながし、筋肉を柔らかくしておくことが大切です。**筋肉をほぐすことで関節可動域が広がるので、より効果的に姿勢筋を整えることができます。**

42ページから紹介する5種類のほぐしは、上半身から下半身まで全身の筋肉が気持ちよくほぐれる効果があります。姿勢筋トレーニングの前に行うほか、朝起きたあとに行えば体が動きやすくなり、気持ち良い1日がスタートできます。

ほぐすときは筋肉を緩めることを意識して、深く呼吸し、しっかり息を吐きましょう。

全身ほぐし Q&A

Q 毎回行わなくてはだめ？

A できるだけ毎回行いましょう

筋肉をほぐしてから姿勢筋トレーニングを行うことで、結果も変わってきます。必ずトレーニング前にほぐす習慣をつけましょう。

Q 5種類すべてセットで行う？

A できるものだけでもOK

全身の筋肉がほぐれるので、できるだけ5種類セットで行うことをおすすめしますが、1種類だけでもOK。5種類すべてを行っても5分程度で済みます。

全身ほぐしの3つの効果

1 カチカチの筋肉を柔らかくする

筋肉が硬いまま体を動かすと、負担がかかります。ほぐすことで血流をうながし、筋肉を柔らかくします。

2 関節可動域を広げる

体を大きく動かせないのは筋肉が硬く、伸びないのが原因です。柔軟性が高まると運動効果が上がります。

3 きれいな体のラインを作る

筋肉が硬いと同じ動きをしても体をしなやかに動かせません。柔らかくして筋肉をコントロールします。

全身ほぐし① 頭、首、胸

首まわりをほぐす

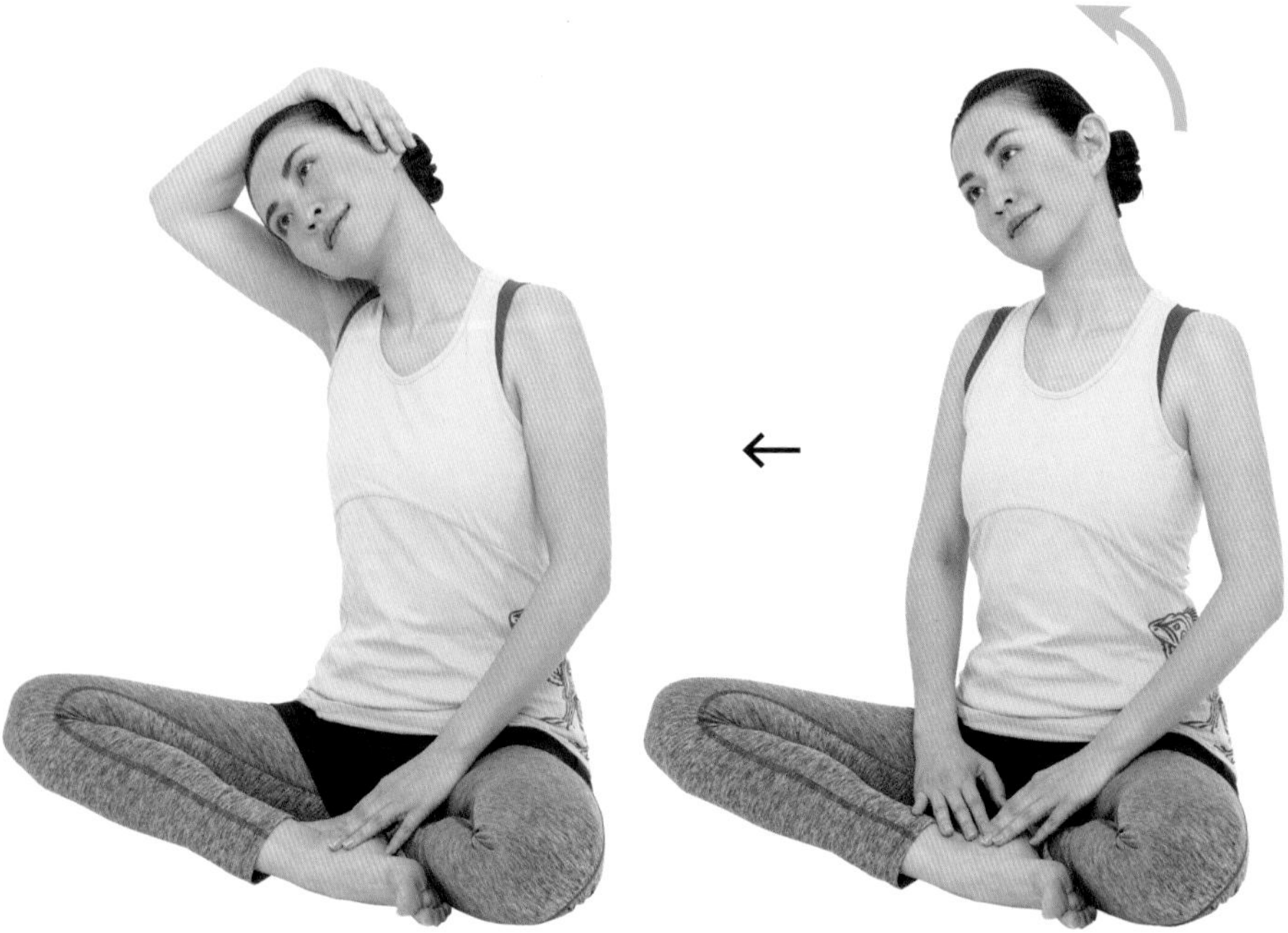

首を左右にたおす

1

あぐらをかいて座り、上体が前にたおれないようにしながら首を右にたおします。右手を左耳の上にのせ、首筋を伸ばして10秒間キープします。反対側も同様に行います。

ARRANGE

手を置く位置を変える

1で首を左右にたおしたら、耳の上に置いた手を少しうしろに移動させます。そのまま斜め前に首をたおすことで、より広い範囲の筋肉を伸ばすことができます。

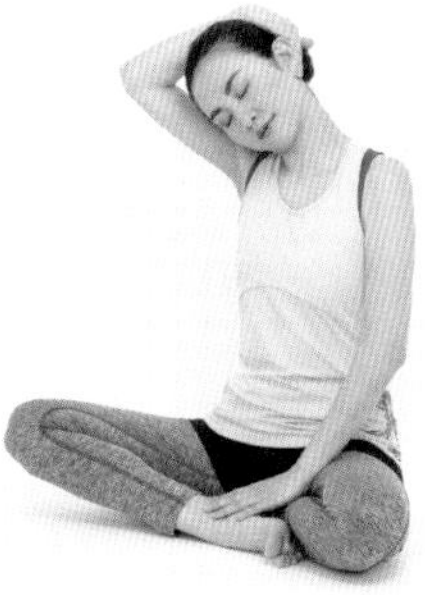

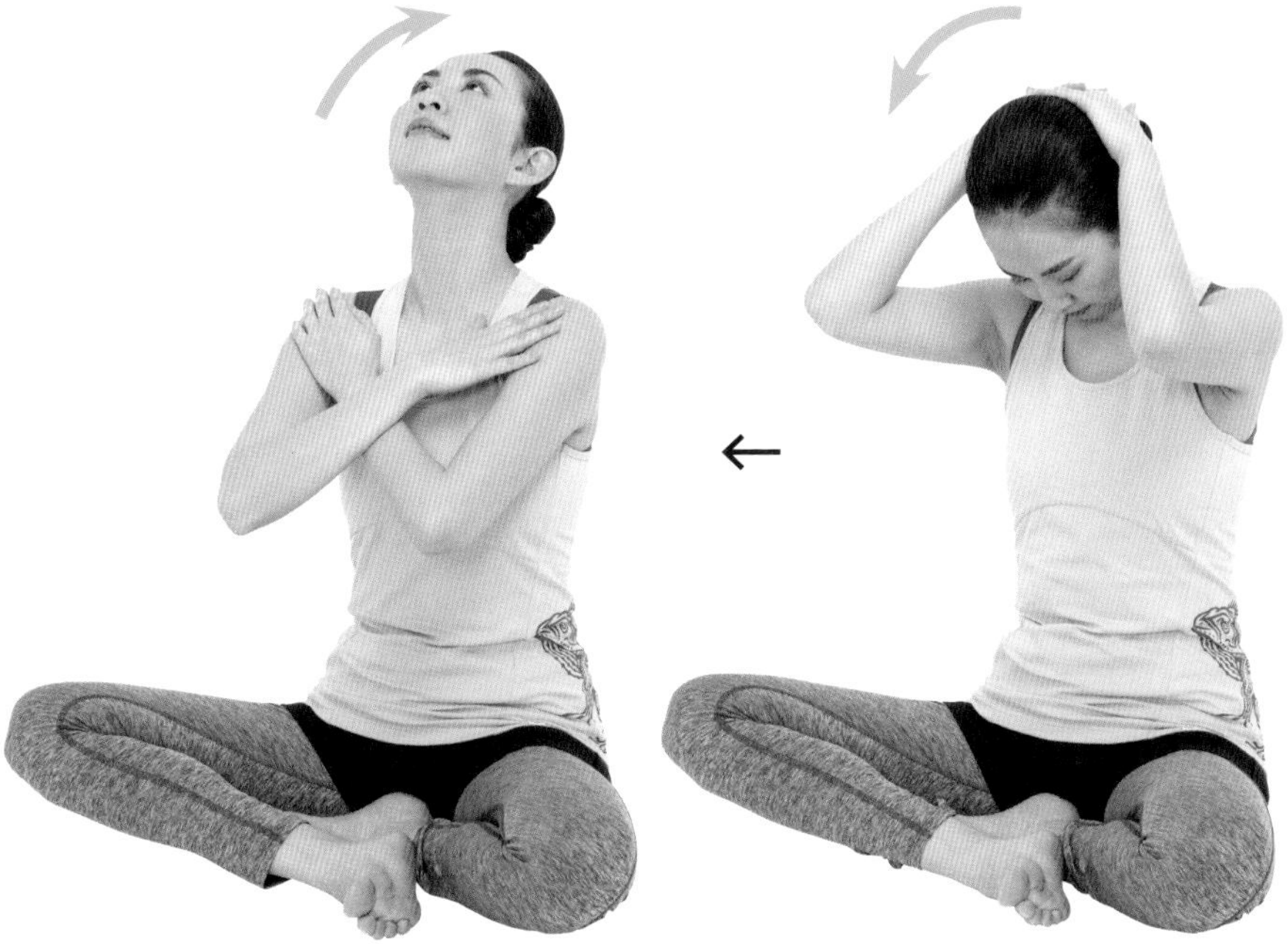

2 首を前後にたおす

両手を頭のうしろに置いて、背中を丸めないようにしながら首を前にたおします。首のうしろを伸ばして10秒間キープします。次に、両手をクロスにして指先を肩に置き、首をうしろにたおします。

全身ほぐし② 首、肩、背中、お尻

立って脱力

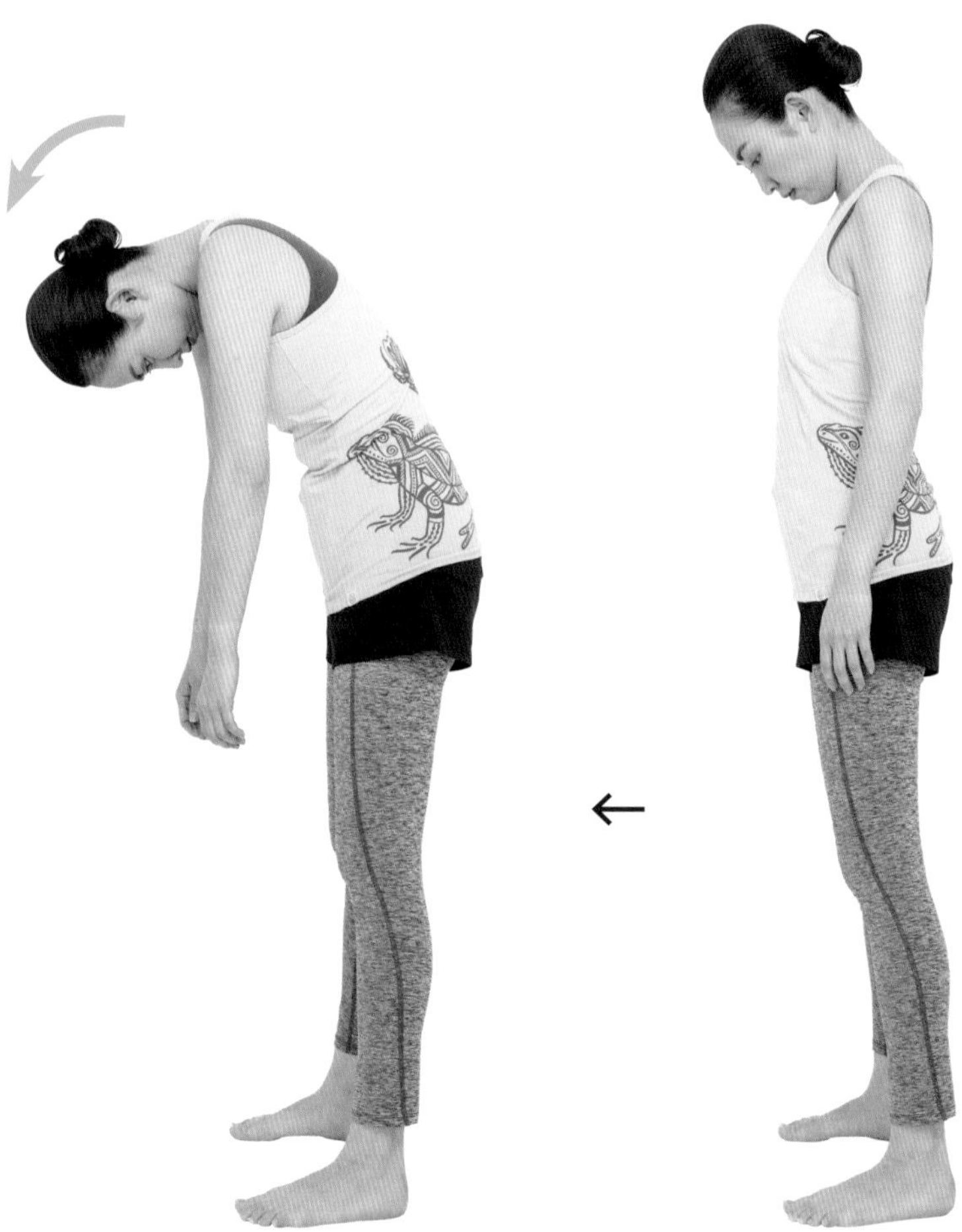

1 首、肩から先の力を抜く

足を腰幅くらいに開いて立ち、頭を下に向けて首から先の力を抜きます。次に、肩から先の力を抜きます。

POINT

あごが 前に出ないように

上体の力を抜くときに、あごが前に出ていると首が緊張した状態になります。あごを引いてつむじは真下に向けることを意識しましょう。

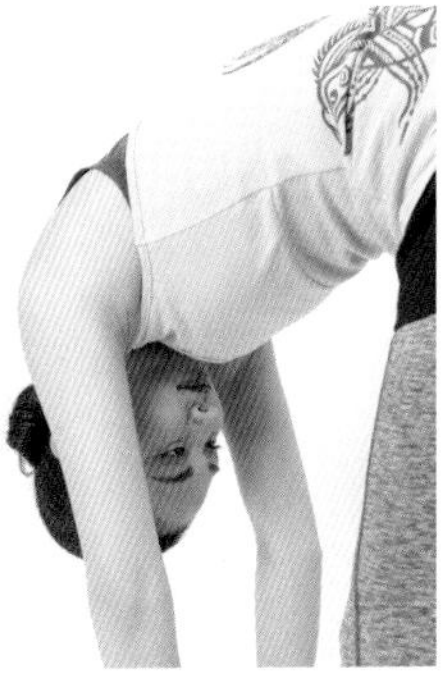

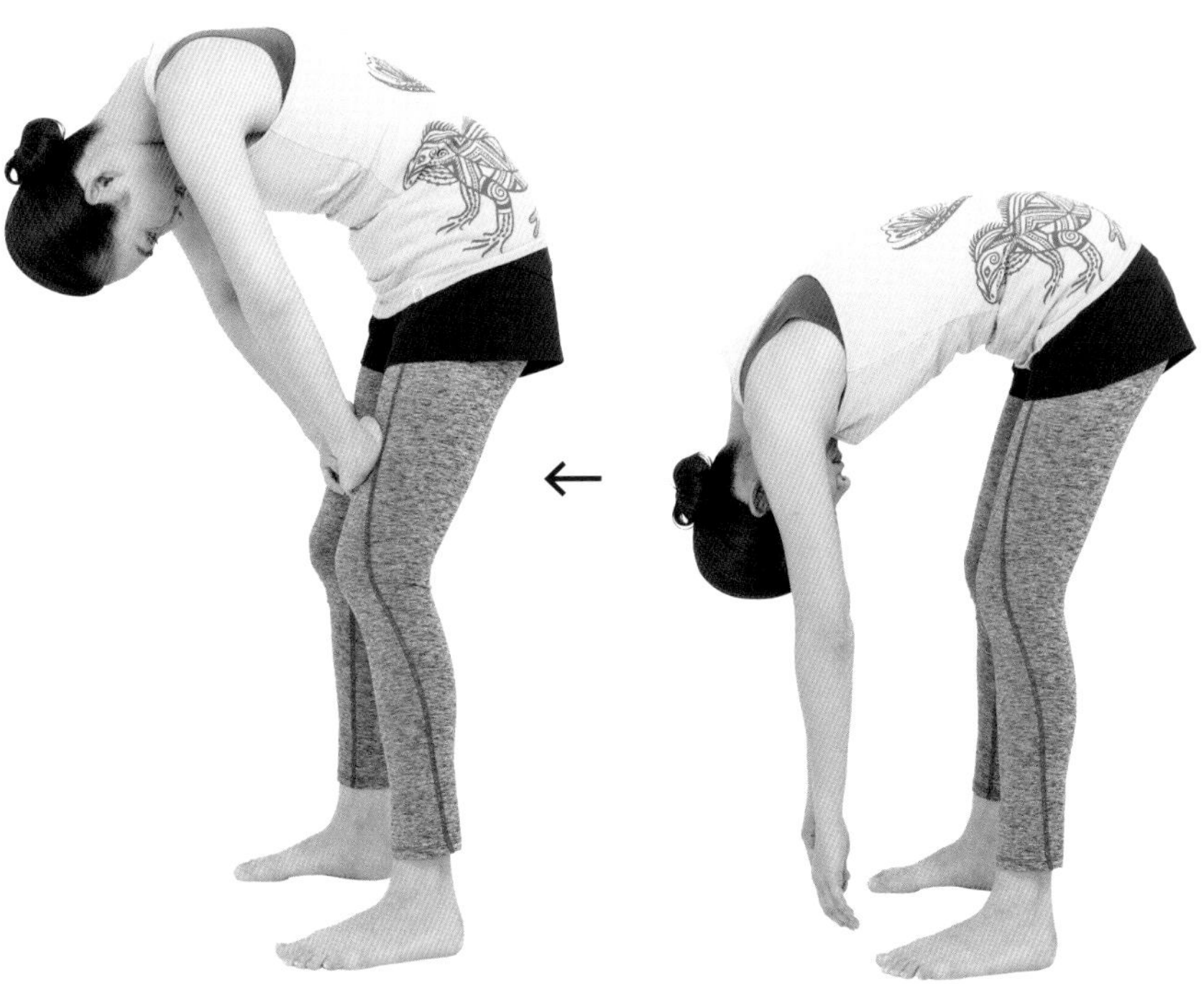

2 上体の力を抜く

そのままの状態で、上体の力を抜きます。ひざは少し曲げた状態で、両手は床についてもつかなくてもどちらでもかまいません。起き上がるときは、太ももの上に手を置いてゆっくりと起き上がります。

全身ほぐし③ 胸、おなか

エンジェルブレス呼吸法

POINT

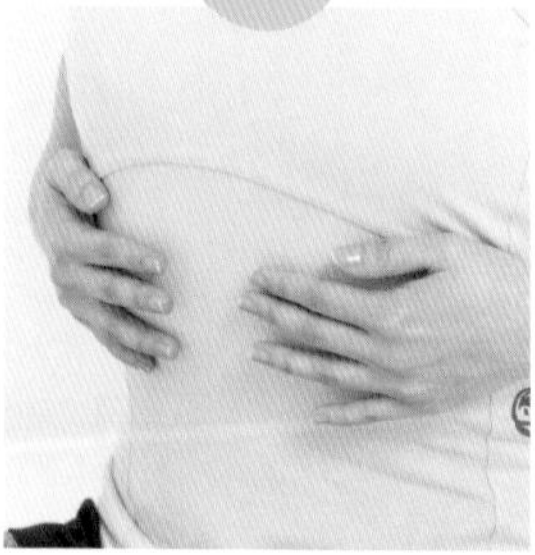

息を吸うと指先が
離れます

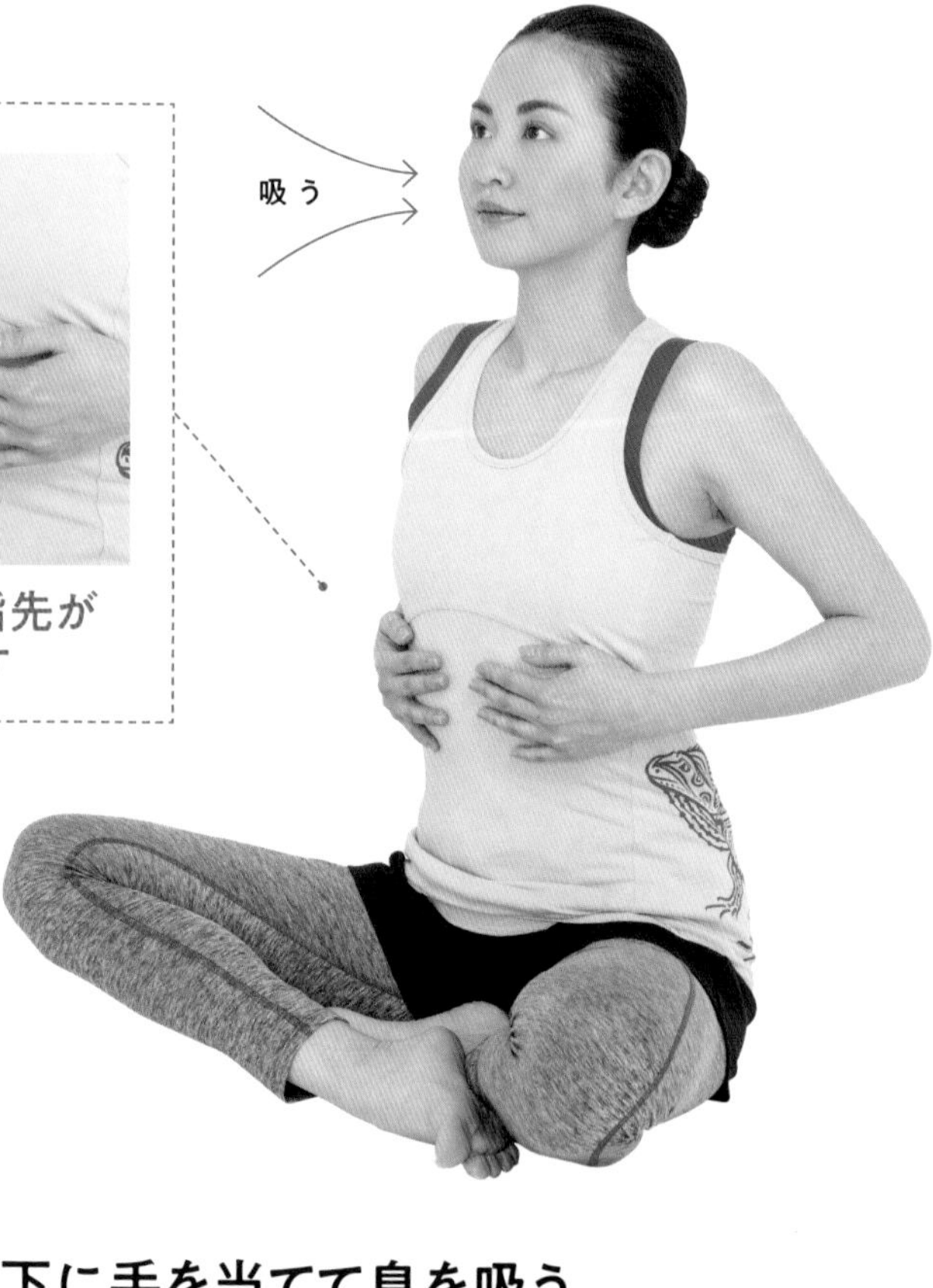

1 胸の下に手を当てて息を吸う

あぐらをかいて座り、両手を胸の下あたりに置いてゆっくりと息を吸います。両手の中指をくっつけた状態で息を吸うと、胸の下にある横隔膜の動きで指が離れることを感じます。

POINT

スカーフを使っても◎

指先でわかりづらかったら、スカーフを体に巻き付けて呼吸してみましょう。呼吸に合わせてスカーフを持った手が動くことを感じます。

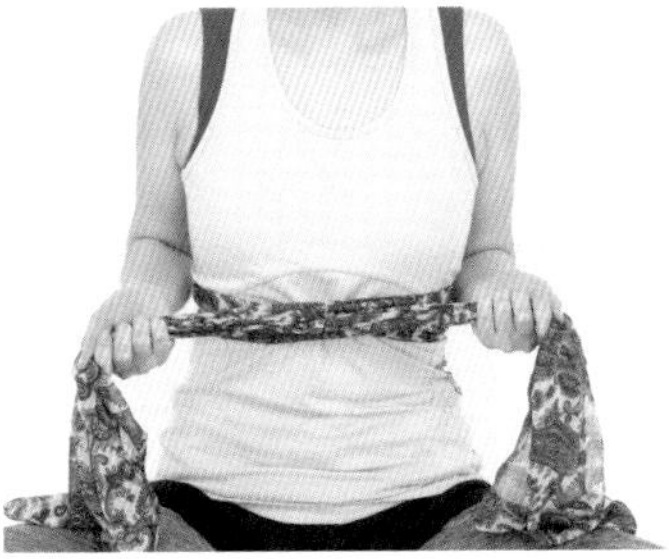

POINT

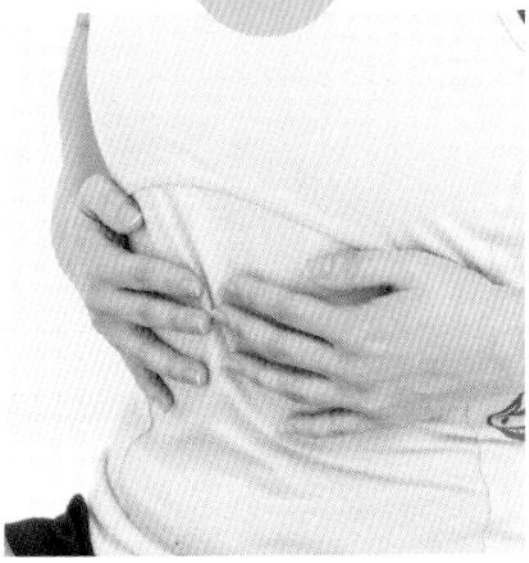

息を吐くと指先がくっつきます

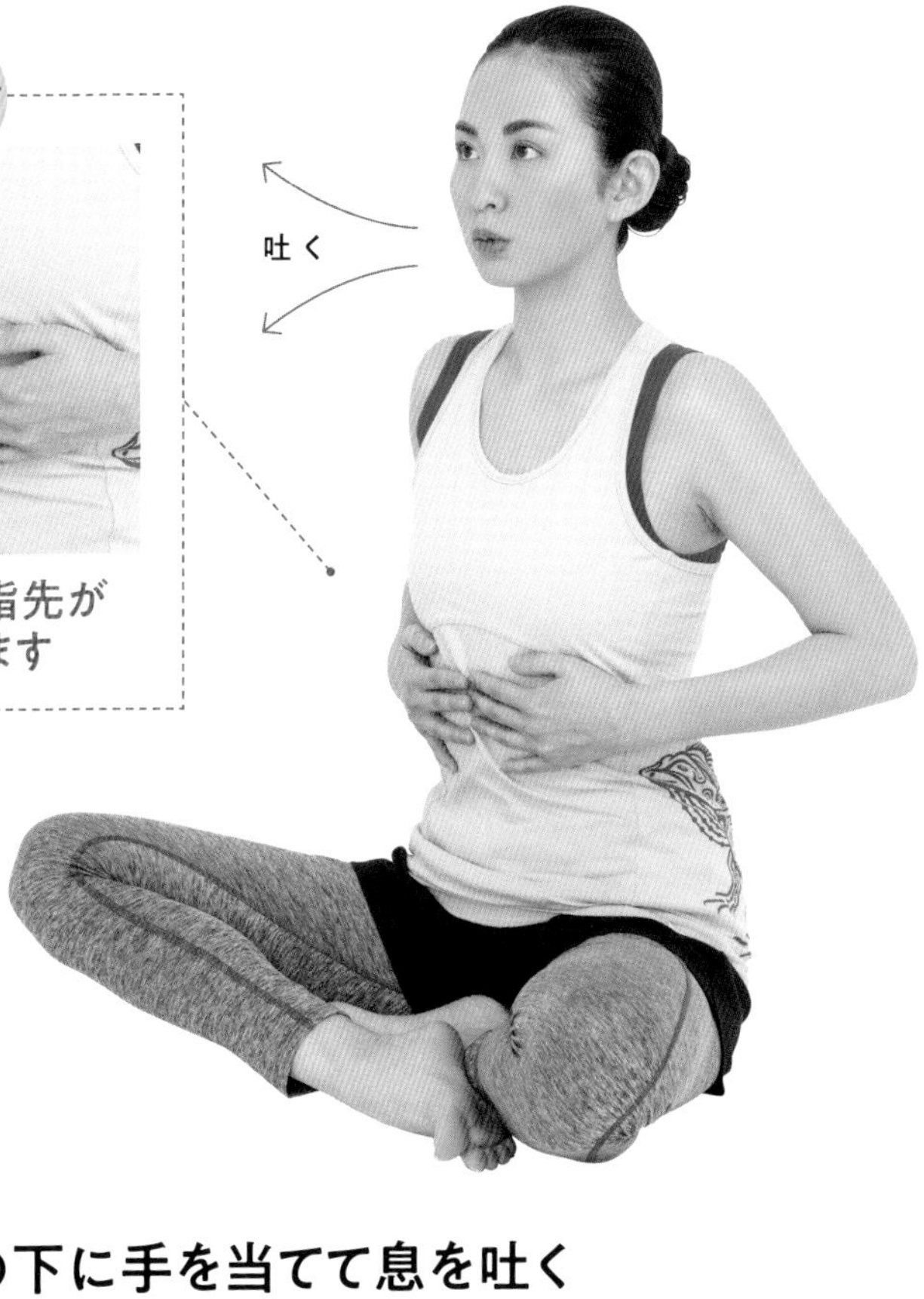

2 胸の下に手を当てて息を吐く

そのままあぐらをかいた状態で、今度は息を吐きます。1で離れた両手の中指が近づいていくことを感じましょう。これを10回くり返し、体全体に空気が行き届くような大きな呼吸をすることを意識します。

全身ほぐし④ お尻、脚、背中

美脚になるストレッチ

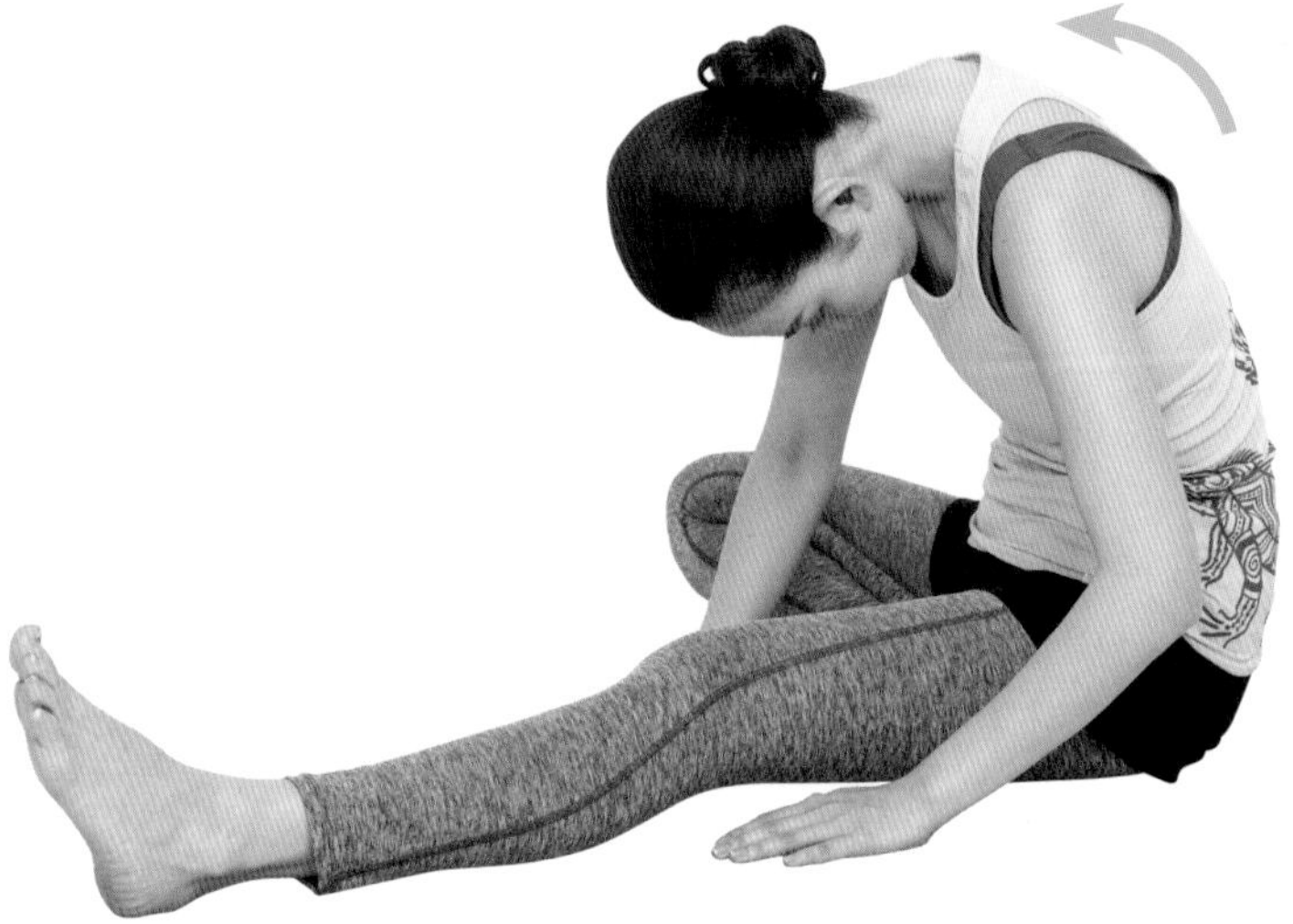

1 脱力し、背中を丸める

片脚を伸ばし、片脚は曲げた状態で座ります。伸ばした脚の両側に手をついて、背中を丸めて脱力します。

\ OTHER /

脚のつけ根が伸びる ランジストレッチ

片脚を一歩前に踏み込んで、両手をももの上に置き、うしろ脚はひざをついて伸ばします。前脚に体重をかけ、脚のつけ根を伸ばします。

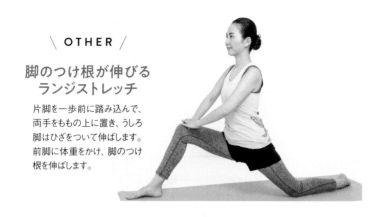

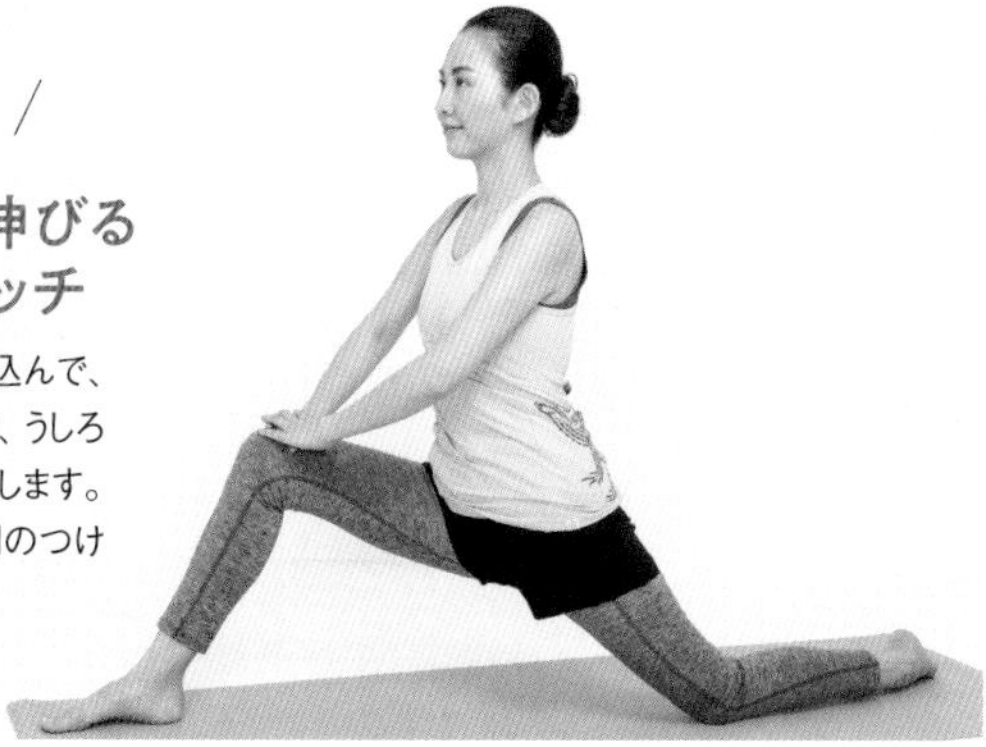

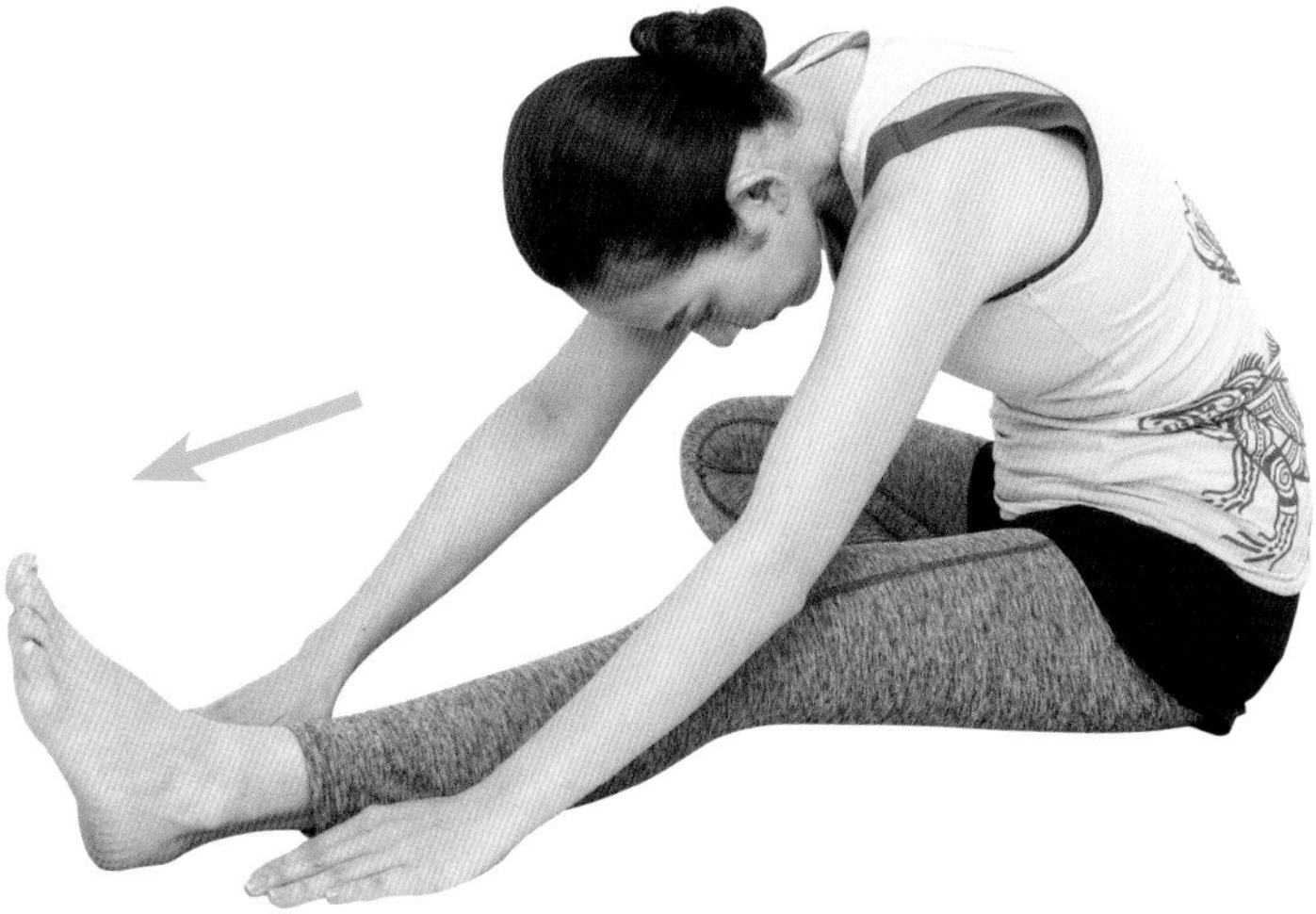

2

脚のつけ根から体をたおす

両手をもう少し前について、脚のつけ根から体を折りたたむイメージで体をたおします。お尻から太ももの裏側の筋肉が伸びていることを感じながら、ゆっくりと体をたおしましょう。

全身ほぐし⑤ 脚

内ももをつまんでほぐす

POINT

最初は5本指

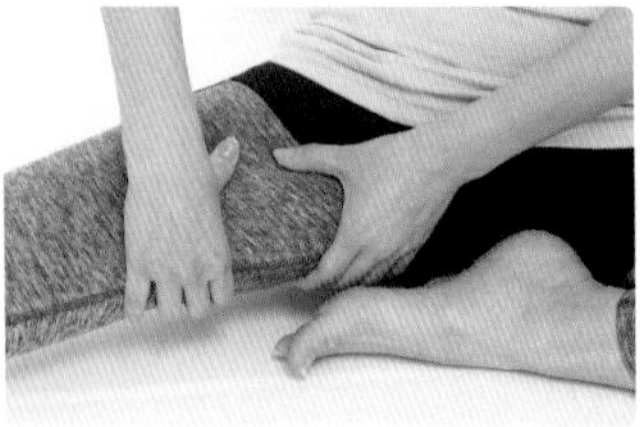

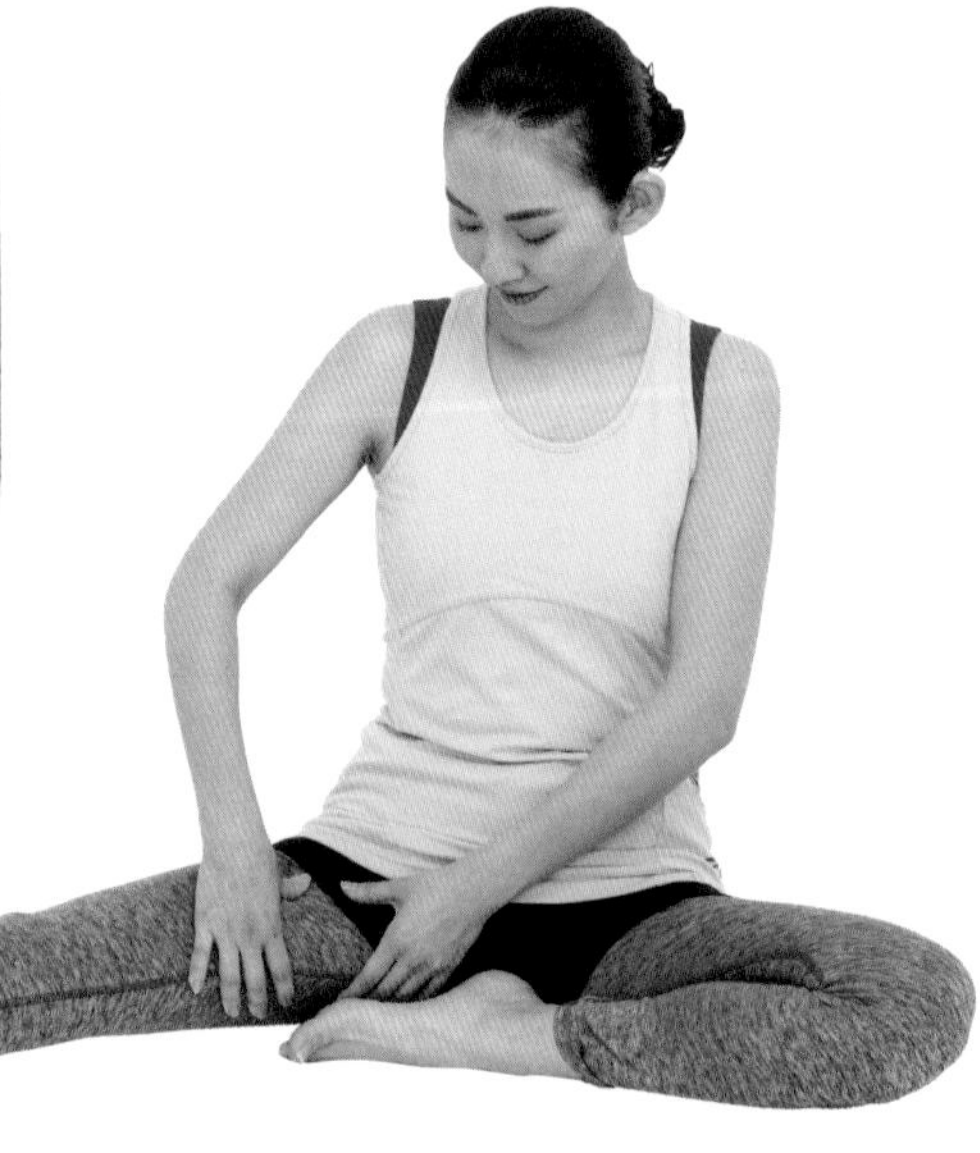

1 5本指でもみほぐす

片脚を伸ばして座り、両手の5本指で太ももの内側をつまみ、ほぐします。指でもんでみて、痛いところがあったらしっかりと柔らかくすることが大切です。

POINT 3本指、2本指と指数を減らしていく

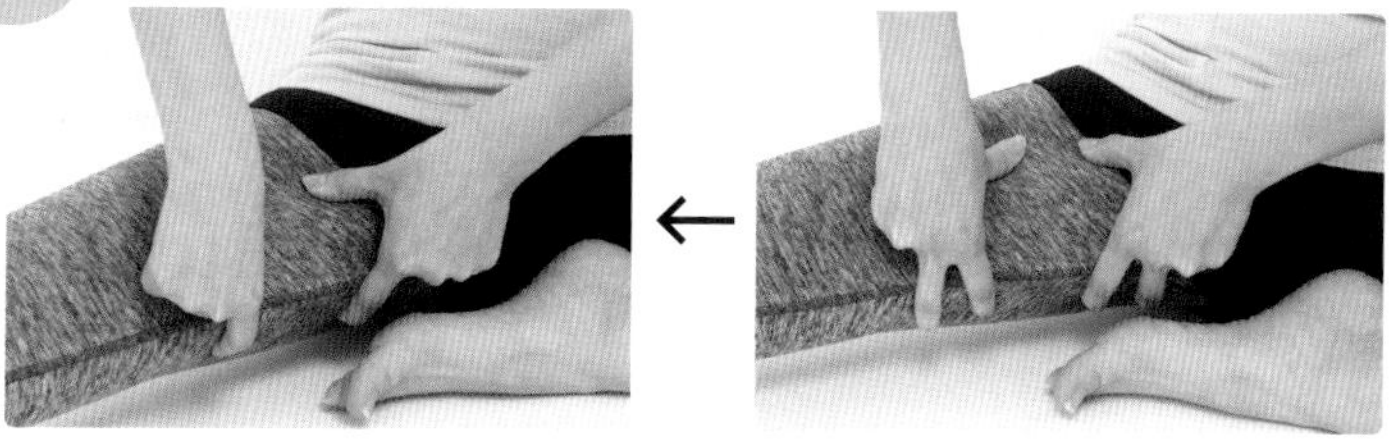

\ OTHER /

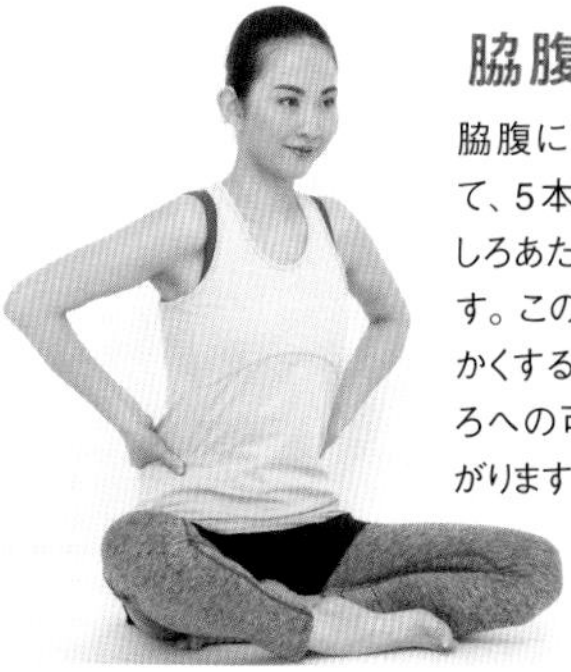

脇腹ほぐし

脇腹に両手を当てて、5本指で腰のうしろあたりをほぐします。この部分を柔らかくすることで、うしろへの可動域が広がります。

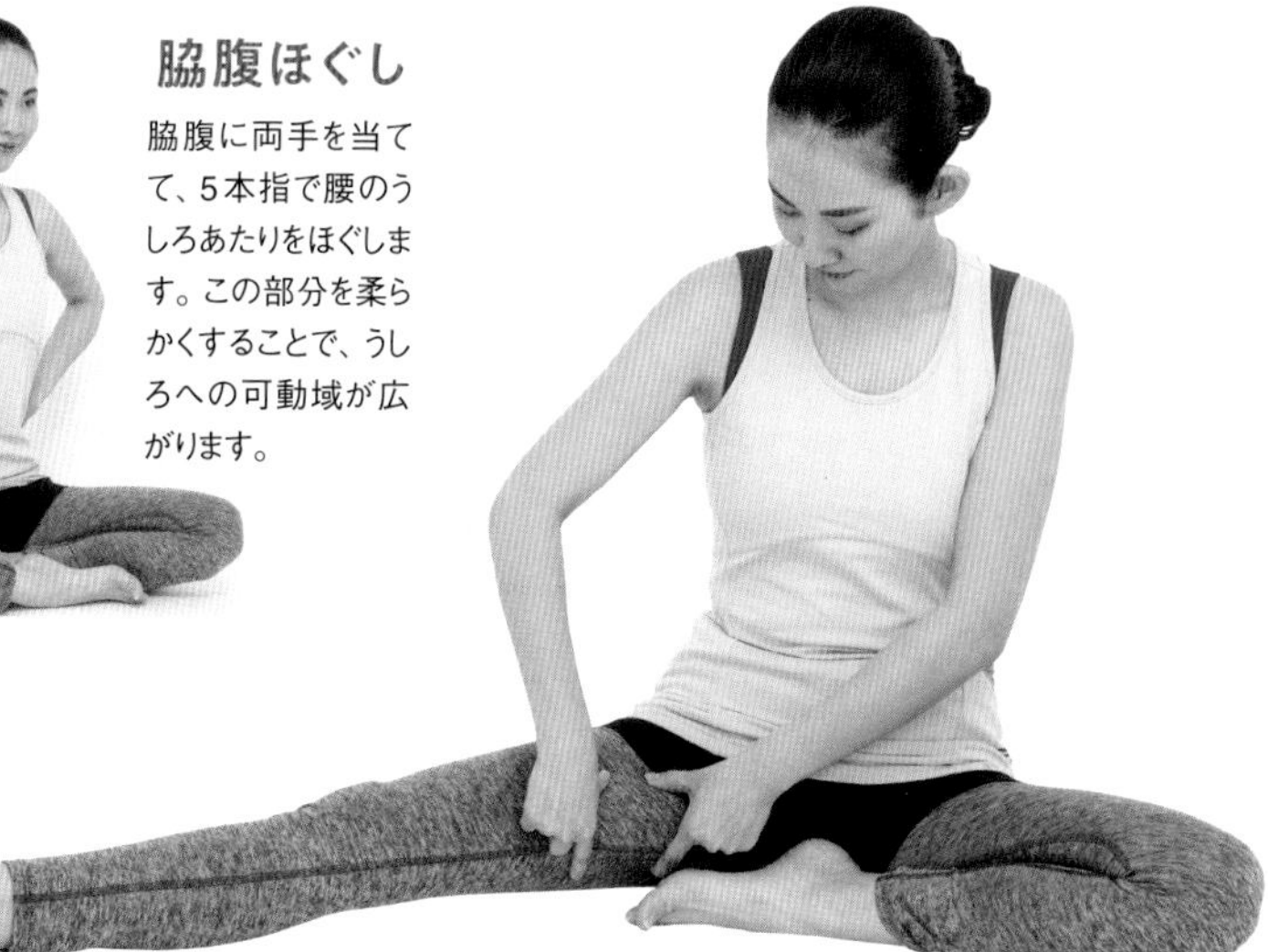

2 3本指、2本指でもみほぐす

同じ部分を次は両手の親指、人差し指、中指の3本でつまみ、ほぐします。1よりつまめる肉の量が減り、筋肉の浅い層を刺激できます。最後は両手の親指と人差し指の2本でつまめるところだけほぐします。

Column

日常で姿勢筋トレ②

デスクワーク中は座り方と首ほぐしを意識

［ 座り方 ］

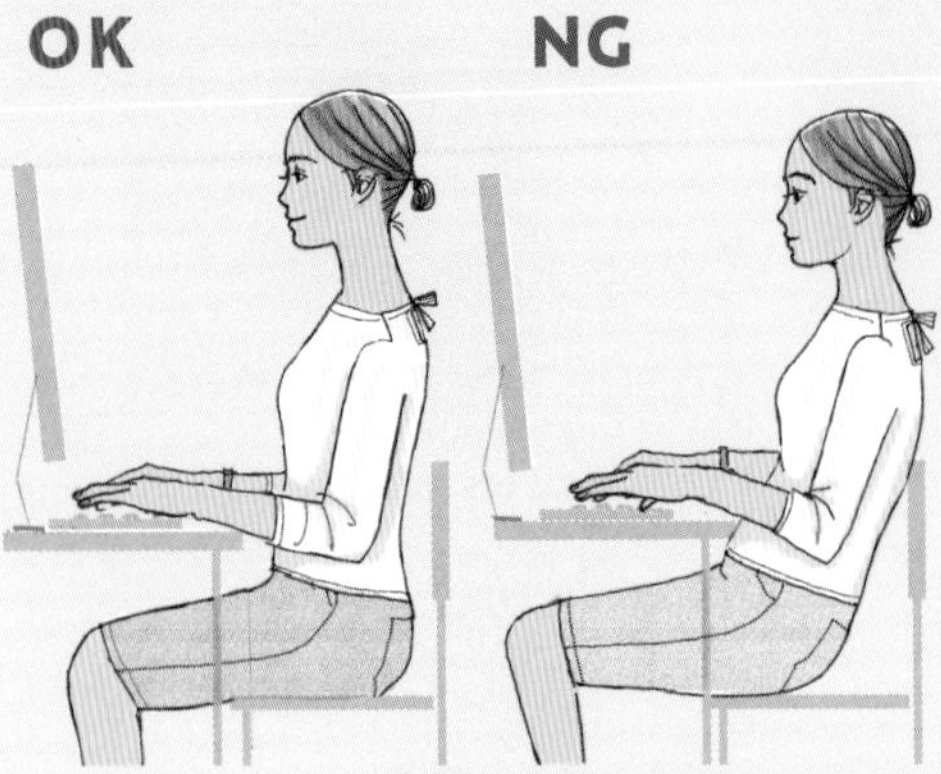

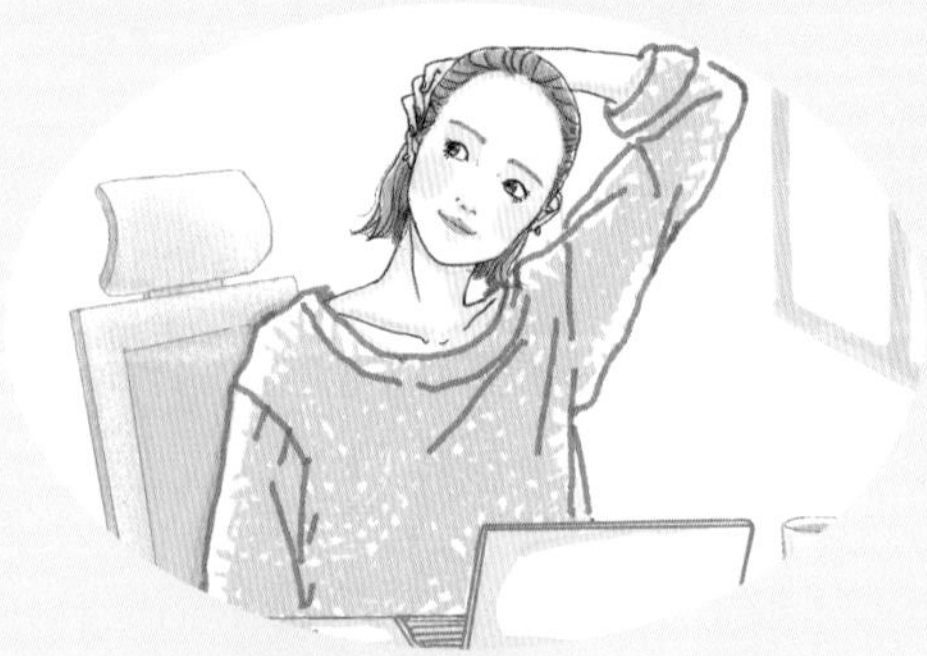

脊柱起立筋を意識し前傾しないよう注意

デスクワークのNGの座り方が「仙骨座り」です。椅子の背もたれに大きく体を預け、椅子に浅く座る姿勢で、骨盤が後傾して背中や股関節への圧が強くなり、腰痛を引き起こします。椅子に深く腰かけ、脊柱起立筋を意識して背筋を伸ばし、座骨を座面に垂直に下ろす座り方を心がけましょう。

　また、首が前に出がちのため、首を左右にたおす、ときどき回すなどして血液を循環させましょう。

STEP
2

姿勢筋
トレーニング

体が変わる7種のトレーニング

7つの選び抜かれた姿勢筋トレーニング

姿勢筋には内転筋、臀筋、上腕三頭筋、大胸筋、腹斜筋、腹直筋、脊柱起立筋の7つあると説明しました。**この7つの姿勢筋にそれぞれダイレクトにアプローチするために考案されたトレーニングが「姿勢筋トレーニング」**です。トレーニングというと、筋肉がついて逆に太く見えてしまうのではと心配する方がいますが、姿勢筋トレーニングは、姿勢筋「だけ」を鍛えます。そのため、**ムダな筋肉がつかず、効率的に体型を変えることができる**のです。また、姿勢筋トレーニングは一部バレエの動きを取り入れています。指先まで美しいしなやかな美姿勢が身につく効果も期待できます。

ハードな運動をしなくても、姿勢筋トレーニングで姿勢を整えるだけで理想の体、理想の自分に一歩近づけます。

1 内転筋

SUMO
スクワット
（→ P58）

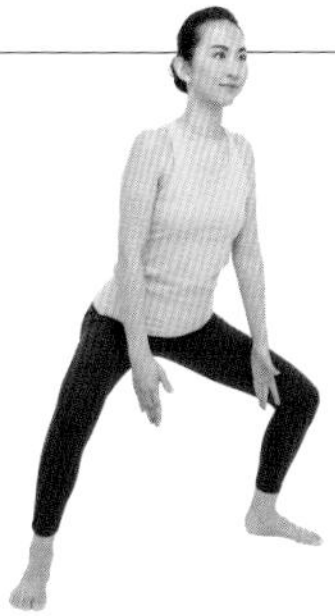

7種の
姿勢筋トレーニング

姿勢筋をダイレクトに鍛えるトレーニング。お悩みから鍛えたい箇所を選び、トレーニングに臨んでも◎。

2 臀 筋

クロス
スクワット
（→ P62）

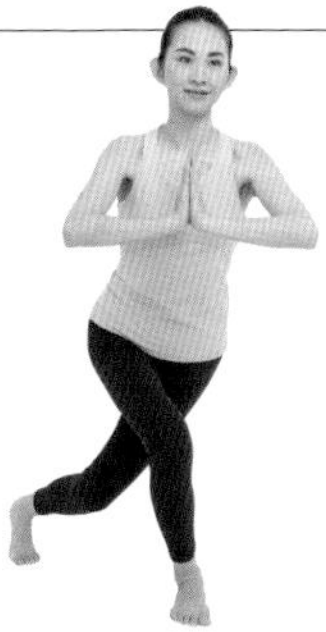

3 上腕三頭筋

二の腕引き締め
トレーニング
（→ P66）

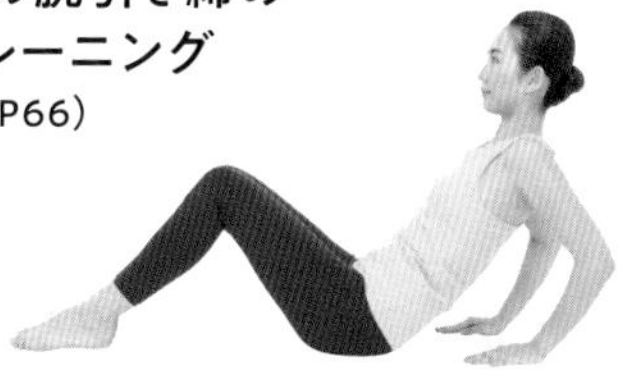

4 大胸筋

プッシュアップ
（→ P70）

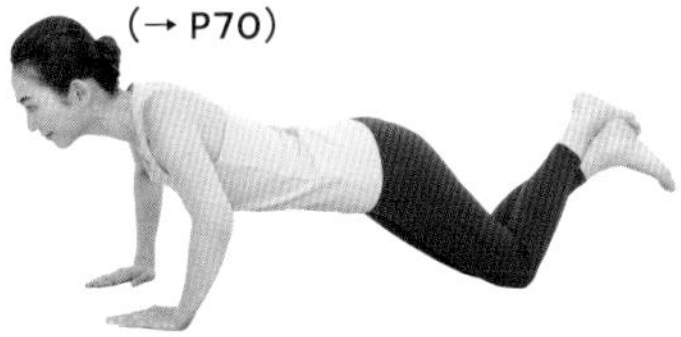

5 腹斜筋

寝たままくびれ
エクササイズ
（→ P74）

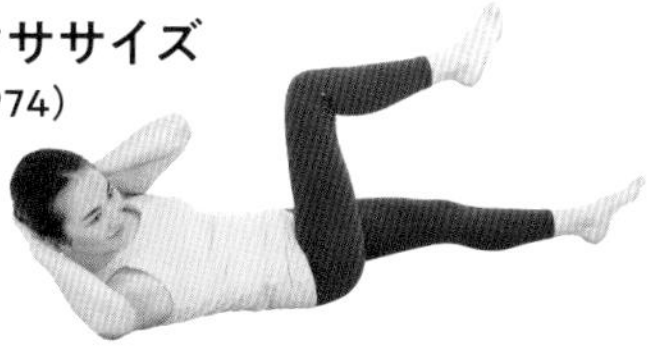

6 腹直筋

上体たおし
（→ P78）

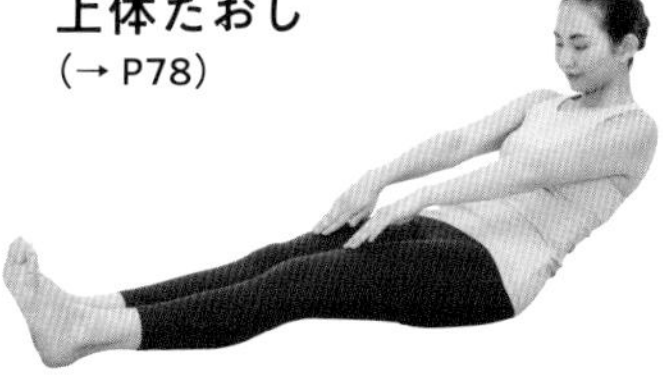

7 脊柱起立筋

プランク
（→ P82）

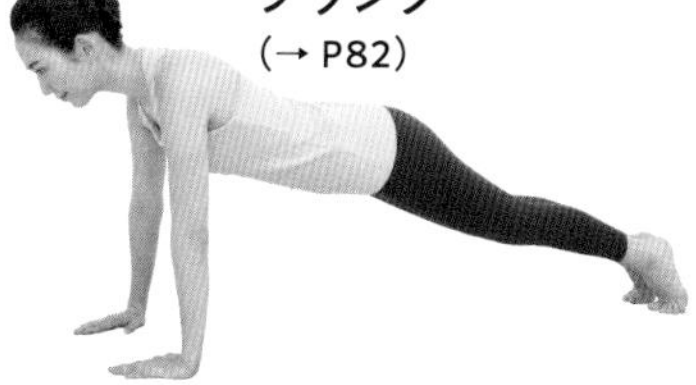

差し替えトレーニングで自分のレベルに合わせられる

前のページで紹介した姿勢筋トレーニングが基本の7種ですが、人によっては難しかったり、物足りなく感じたりするかもしれません。

そこで、**本書では自分のレベルや生活スタイルに合わせて変えられる「差し替えトレーニング」を用意しました。**メインの姿勢筋トレーニングが自分にとってハードルが高ければ、次のページの差し替えトレーニングを試してみてください。また、もう少し筋肉に負荷をかけたい、負荷をかけられない部位がある、そんな人にもおすすめです。1種のトレーニングにつき、2種の差し替えトレーニングがあるため、自分に本当に合うトレーニングを選ぶことができます。まずは、3種のトレーニングを試してみて、整えたい姿勢筋にいちばん効いていると感じるトレーニングを選ぶとよいでしょう。

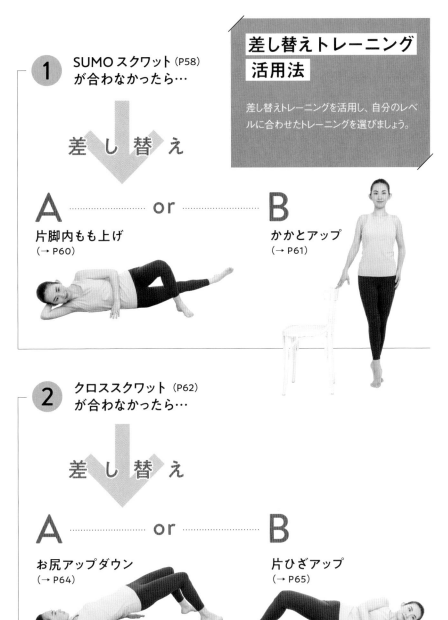

差し替えトレーニング活用法

差し替えトレーニングを活用し、自分のレベルに合わせたトレーニングを選びましょう。

1 SUMOスクワット（P58）が合わなかったら…

差し替え

A or B

A 片脚内もも上げ
（→ P60）

B かかとアップ
（→ P61）

2 クロススクワット（P62）が合わなかったら…

差し替え

A or B

A お尻アップダウン
（→ P64）

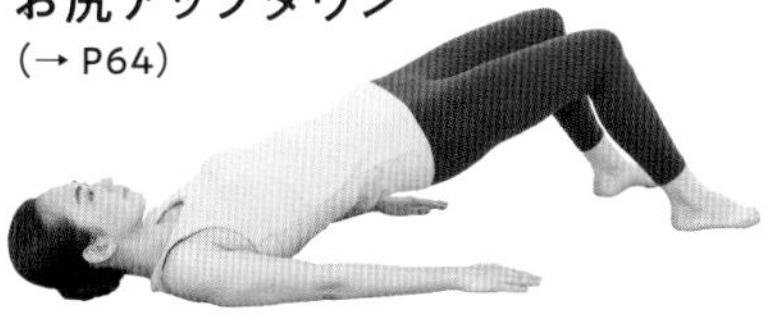

B 片ひざアップ
（→ P65）

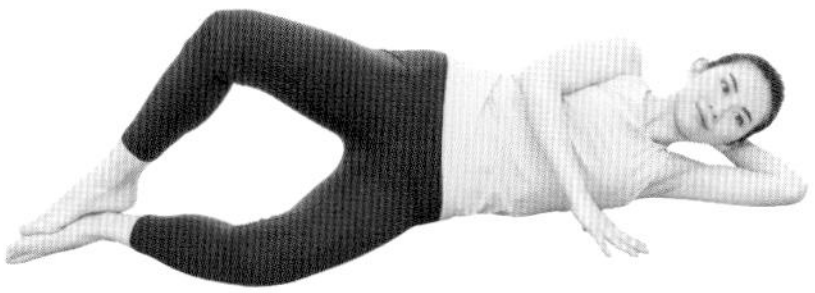

動画はここをCHECK

姿勢筋トレーニング① 内転筋 （80秒）

SUMO スクワット

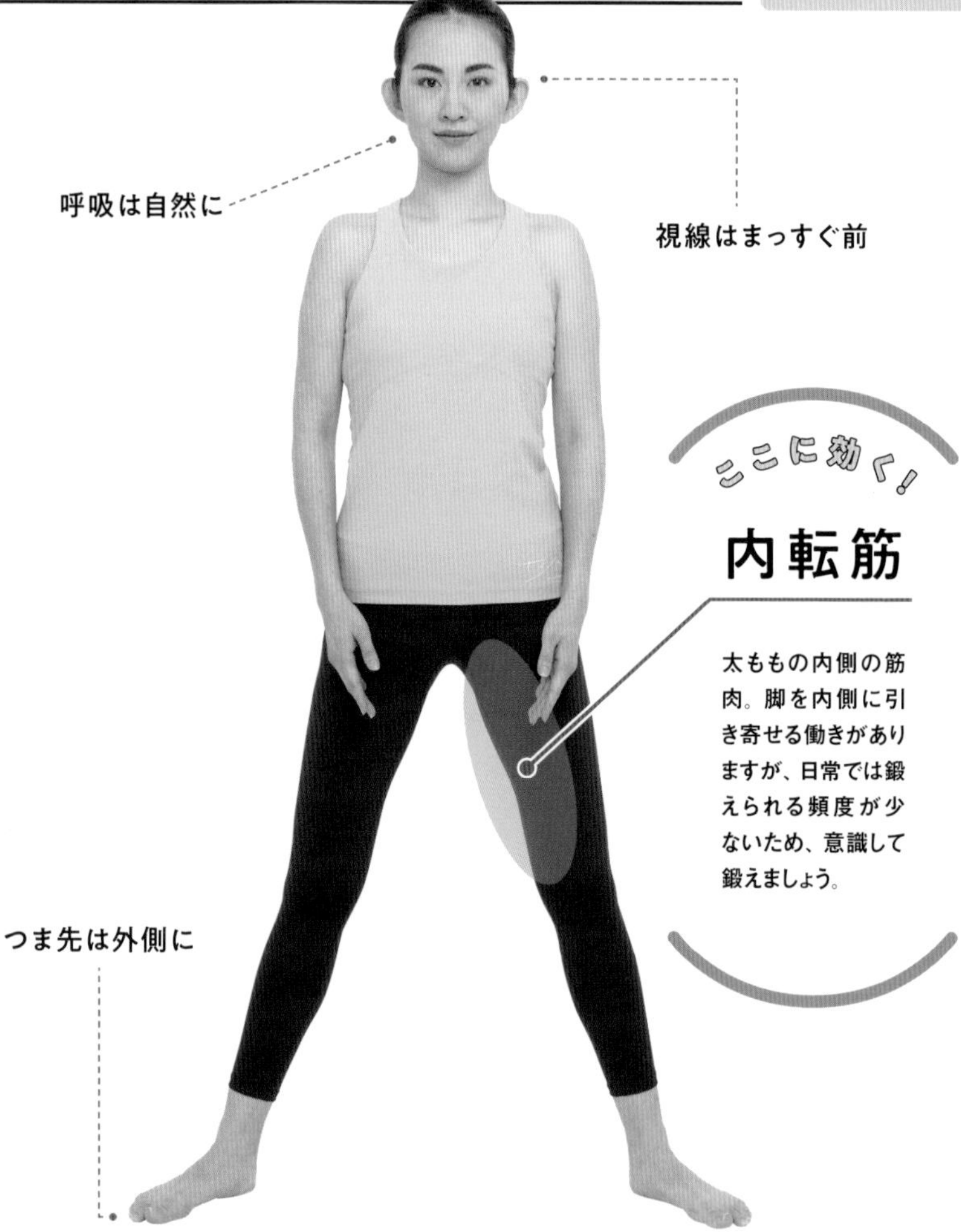
呼吸は自然に
視線はまっすぐ前
つま先は外側に
ここに効く！
内転筋
太ももの内側の筋肉。脚を内側に引き寄せる働きがありますが、日常では鍛えられる頻度が少ないため、意識して鍛えましょう。

1 まっすぐ立つ

脚は肩幅よりも広めに開き、まっすぐ立ちます。かかとをしっかりついて、つま先は外側を向くように立ちましょう。

郵　便　は　が　き

料金受取人払郵便

豊島局承認

4466

差出有効期間
2025年9月30日まで
（切手不要）

170-8789

104

東京都豊島区東池袋3-1-1
サンシャイン60内郵便局
私書箱1116号

株式会社 高橋書店
書籍編集部 ⑳ 行

※ご記入いただいた個人情報は適正に管理いたします。取扱いについての詳細は弊社のプライバシーステイトメント（https://www.takahashishoten.co.jp/privacy/）をご覧ください。ご回答いただきましたアンケート結果については、今後の出版物の企画等の参考にさせていただきます。なお、以下の項目は任意でご記入ください。

お名前	年齢：　　　歳 性別：　男　・　女
ご住所　〒　　　－	
電話番号 －　　　－	Eメールアドレス
ご職業 ①学生　②会社員　③公務員　④教育関係　⑤専門職 ⑥自営業　⑦主婦・主夫　⑧無職　⑨その他（　　　）	

裏面のご感想やご意見を匿名で、本の紹介や広告等に使用してもよろしいですか？ □はい　□いいえ
今後の企画検討時に、アンケート等でご協力いただけますか？ □はい　□いいえ

弊社発刊の書籍をお買い上げいただき誠にありがとうございます。皆様のご意見を参考に、よりよい企画を検討してまいりますので、下記にご記入のうえ、お送りくださいますようお願い申し上げます。

ご購入書籍

美姿勢プログラム
姿勢筋を整えて最高に美しくなる

A　本書を購入されたいちばんの目的をお教えください

1 ダイエット　2 見た目を美しくしたい　3 健康維持・不調改善　4 運動不足解消
5 その他（　　　　　　　　　　　　　　　　）

B　Aと思ったきっかけがあればお教えください

例：やせて着たい服があった、仕事が落ち着いて時間ができた、など

（　　　　　　　　　　　　　　　　）

C　本書以外に、ダイエットや運動不足解消に取り組んだ経験はありますか？そのときに使った本や動画があればお教えください

（ある・ない：　　　　　　　　　　　　　　　　）

D　最近、美容や健康で悩んでいることがあればお教えください

F　最近ハマっているものや、今後挑戦したいと思っていることについてお教えください

G　ジャンル問わず、今後出版してほしい本があればお教えください

本書についてお気づきの点、ご感想などを自由にご記入ください

差し支えない範囲でご記入のうえ、そのままポストにご投函ください。ご協力ありがとうございました。

POINT

背中は反らしすぎない

背中は軽く反らし、丸めないよう意識します。スクワットをするときは、下腹を引き上げて背中を反らしすぎないようにすると、内転筋により効きます。

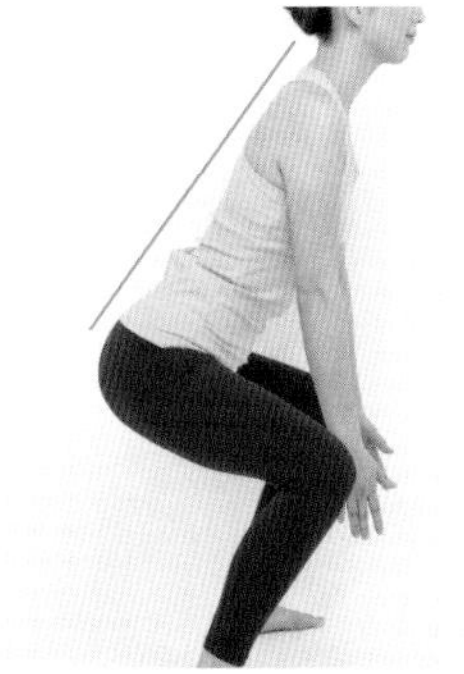

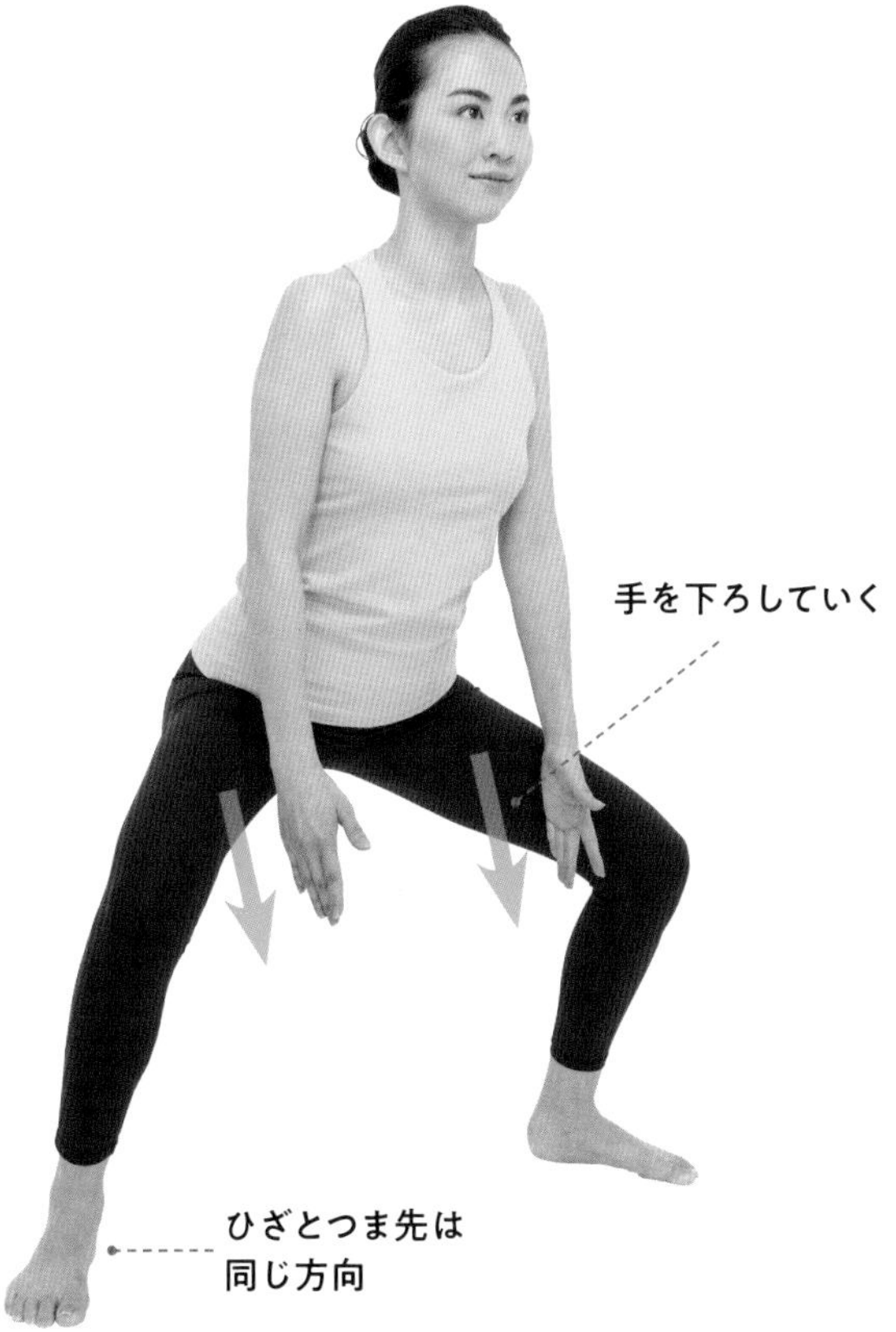

2 ひざを曲げ、 両手を下ろす

相撲の四股を踏むように、ひざを曲げます。背中を丸めないよう気をつけながら、両手を下に下ろし、しゃがめるところまでしゃがみます。これを10回くり返します。

差し替えトレーニング　内転筋　股関節が硬い人に

A 片脚内もも上げ（60秒）

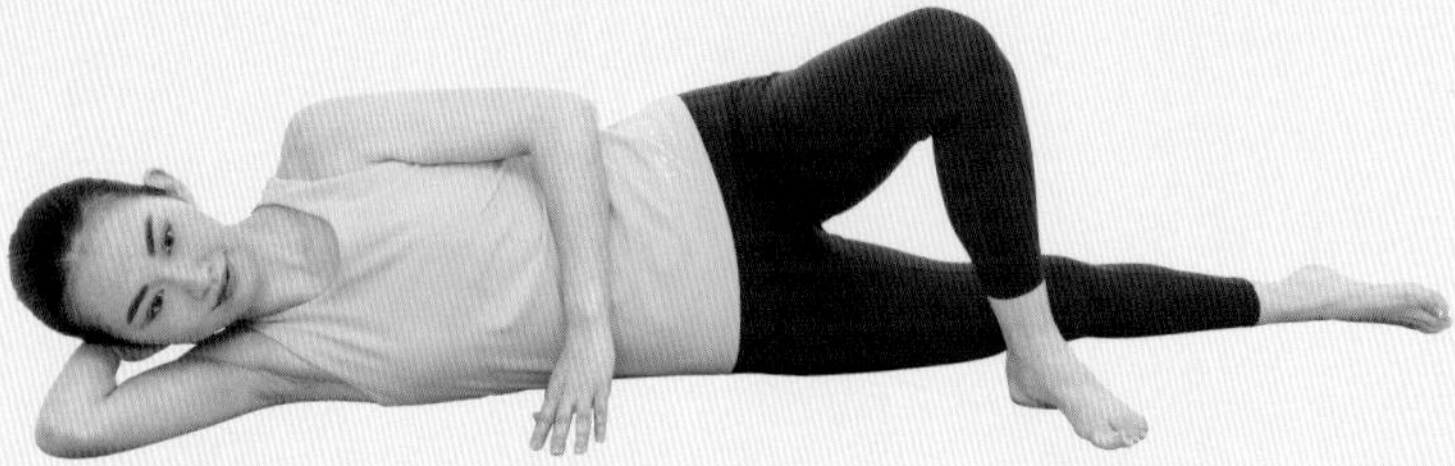

1 片ひざを立てる

骨盤がマットに対して垂直になるよう横向きになって寝転び、上の脚はひざを立て、下の脚は伸ばします。上の脚はかかとまでしっかり地面につけます。上の腕は楽に曲げ、下の腕は曲げて枕にしても、伸ばしてもどちらでもOK。

NG

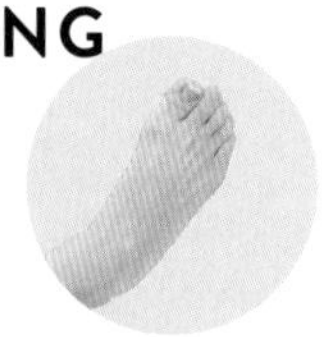

つま先が上を向くと、太ももの内側ではなく前側に効いてしまいます。

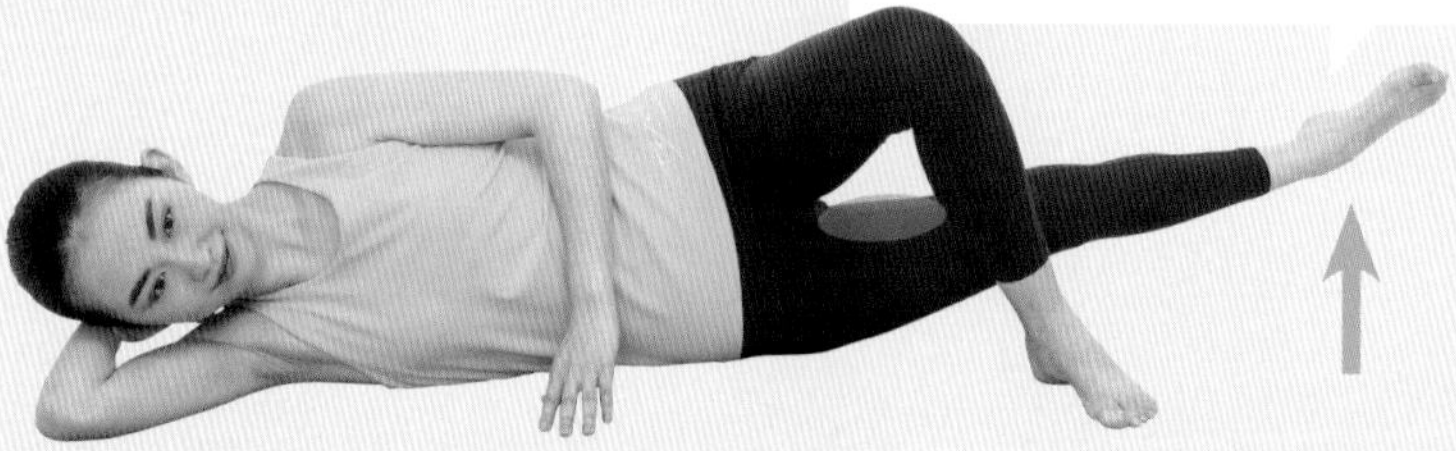

2 片脚を上げる

下側の脚を上げ下げします。上げ下げするときに、骨盤がうしろにたおれないように注意しながら行いましょう。10回くり返します。

B かかとアップ（40秒）

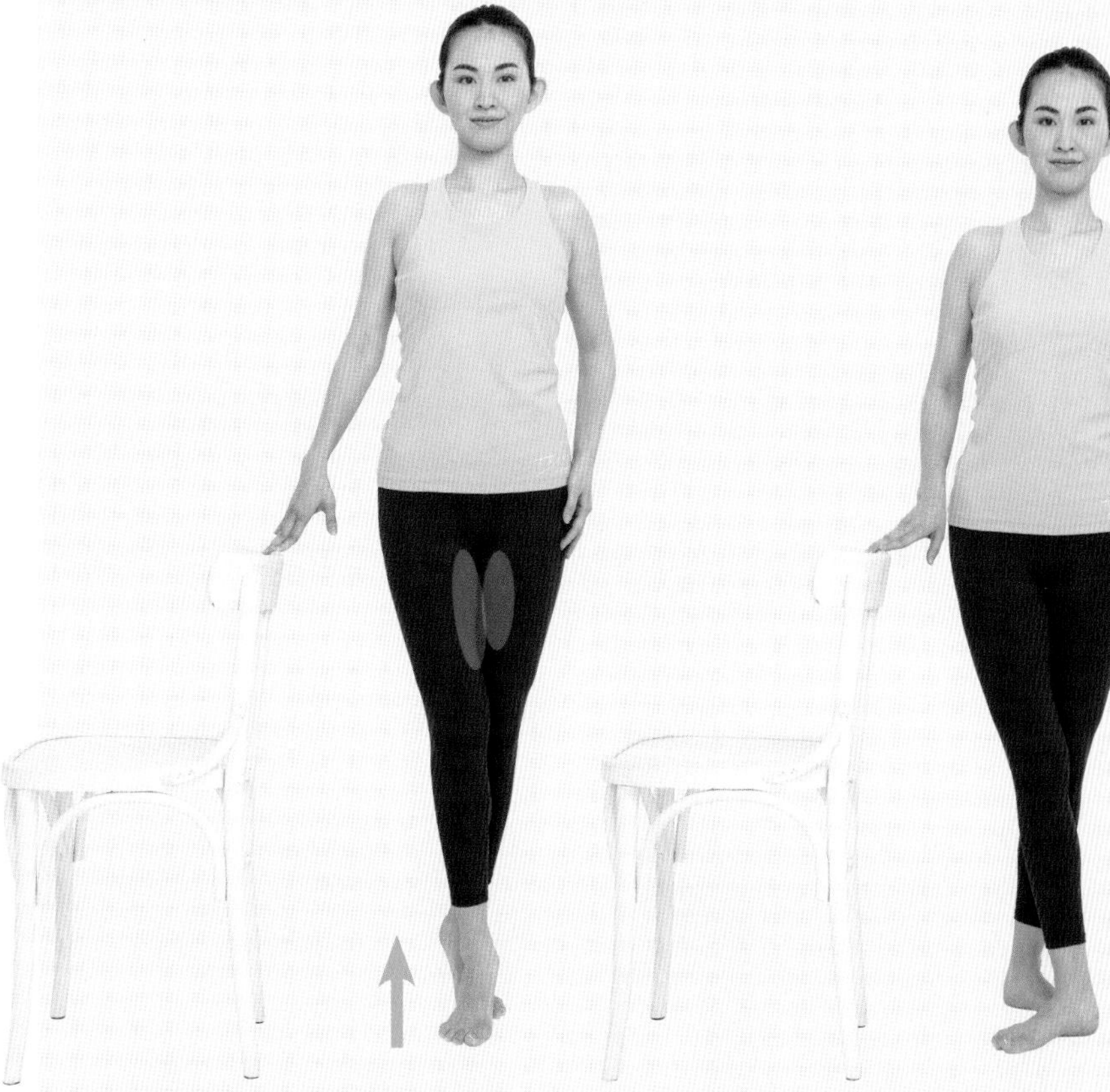

1 脚を交差して立つ

バレエの脚のポジションのように、右脚のかかとが左脚の親指を隠すような立ち方で立ちます。背もたれのある椅子など、手すりを持つと安心です。

2 かかとを上げる

そのままの状態で両脚のかかとを上げます。両脚の間に何かを挟むイメージで、重心を引き上げます。左右の脚のポジションを変えて同様に行います。

姿勢筋トレーニング② 臀筋 （40秒）

動画はここをCHECK

クロス スクワット

ここに効く！

臀筋

大臀筋、中臀筋、小臀筋からなり、股関節の動きに作用します。臀筋が衰えると、立つ、座る、歩くなどの日常動作に支障が出ます。

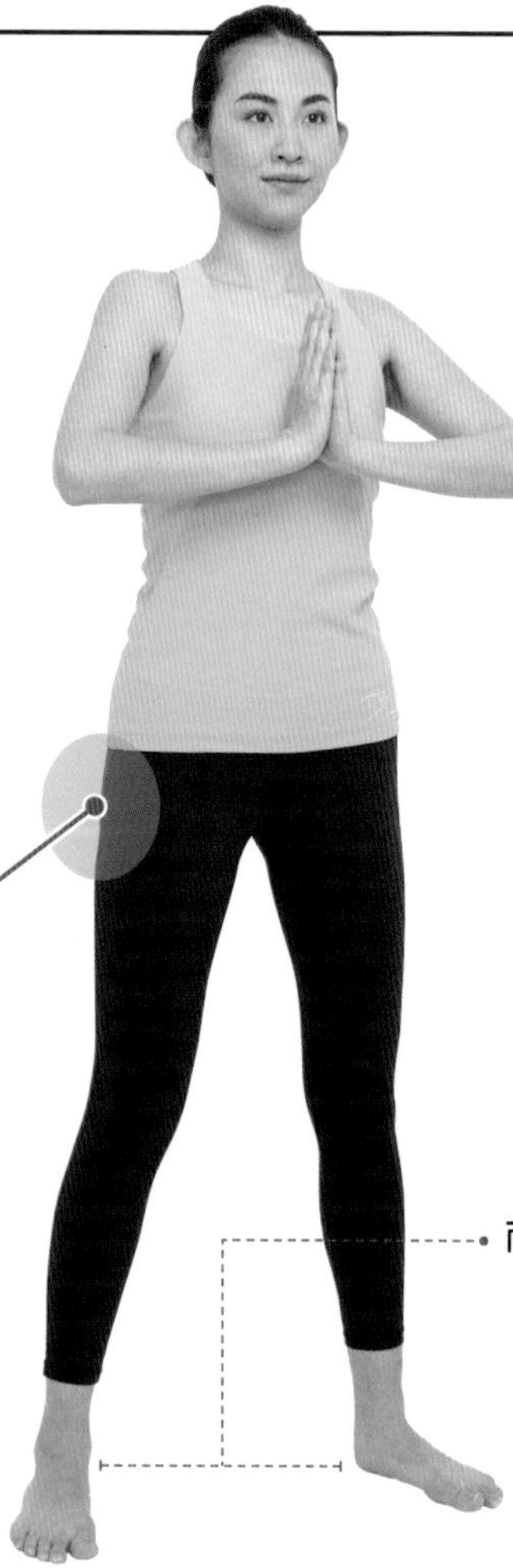

両脚は腰幅に開く

1 合掌して立つ

両脚を腰幅くらいに開いて立ちます。体の向きが変わらないように、手は合掌するか、腰に当てるとよいでしょう。

POINT

体は 正面をキープ

脚は斜めうしろに引きますが、体は正面をキープ。大臀筋や中臀筋、太ももの筋肉に効果があります。

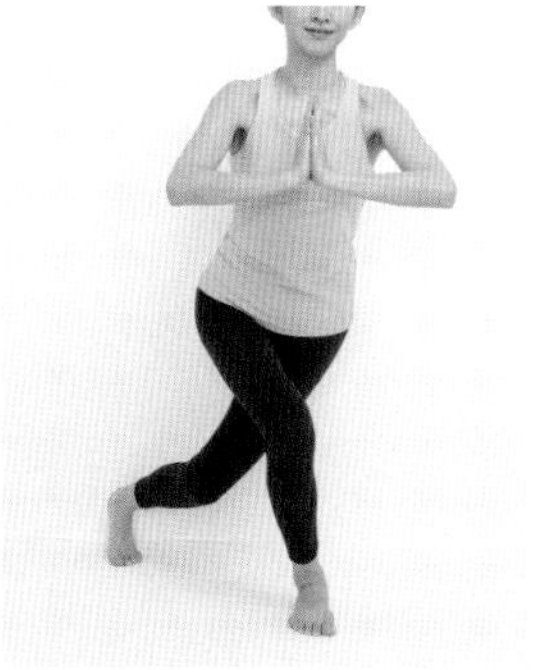

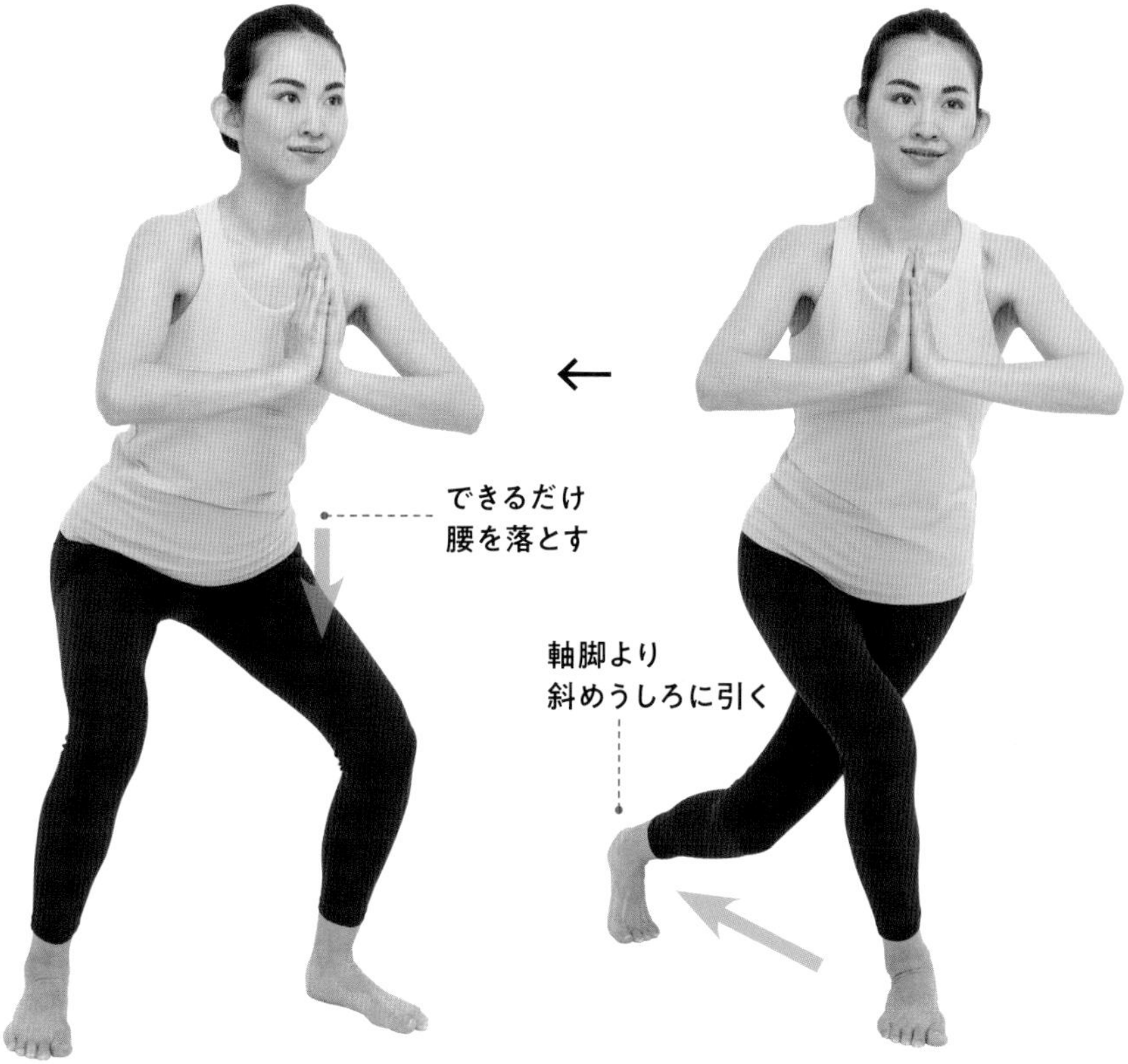

←
できるだけ
腰を落とす
軸脚より
斜めうしろに引く

2 脚を斜めうしろに引いてスクワット

体は正面を向いたまま、左脚を斜めうしろに引きます。脚を元の位置に戻し、腰をできるだけ落としてスクワット。これを5回くり返します。右脚も同様に行います。

A お尻アップダウン（30秒）

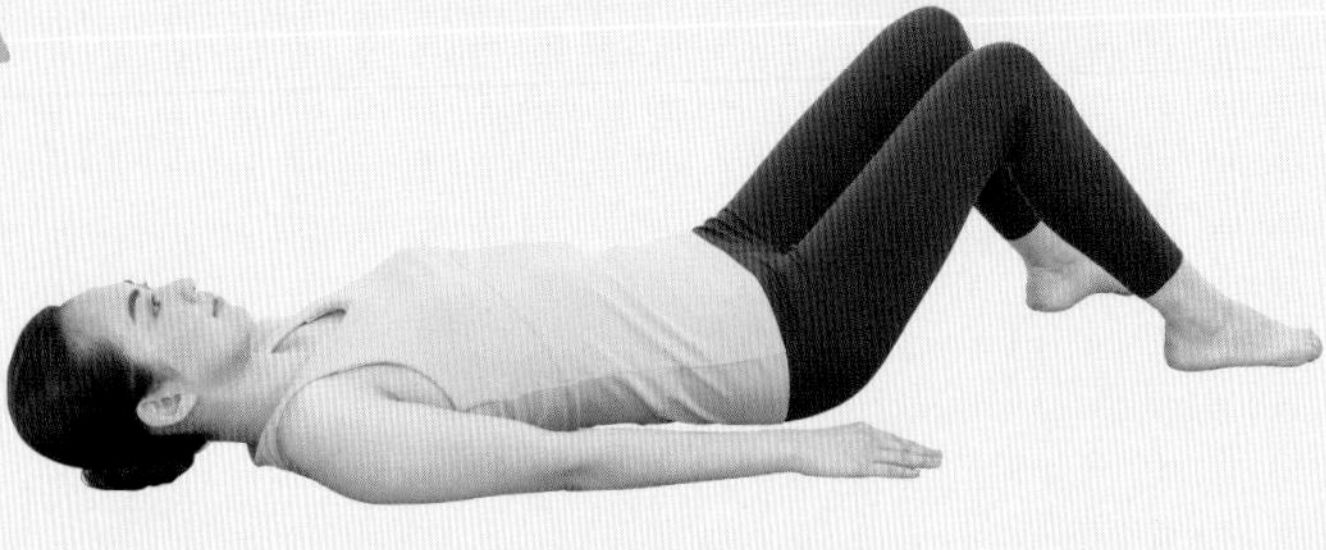

1 ひざを立てて寝転ぶ

脚を腰幅くらいに開いて、ひざを立てて寝転びます。ひざは90度くらいになるように曲げます。手は体の横に軽く置きます。

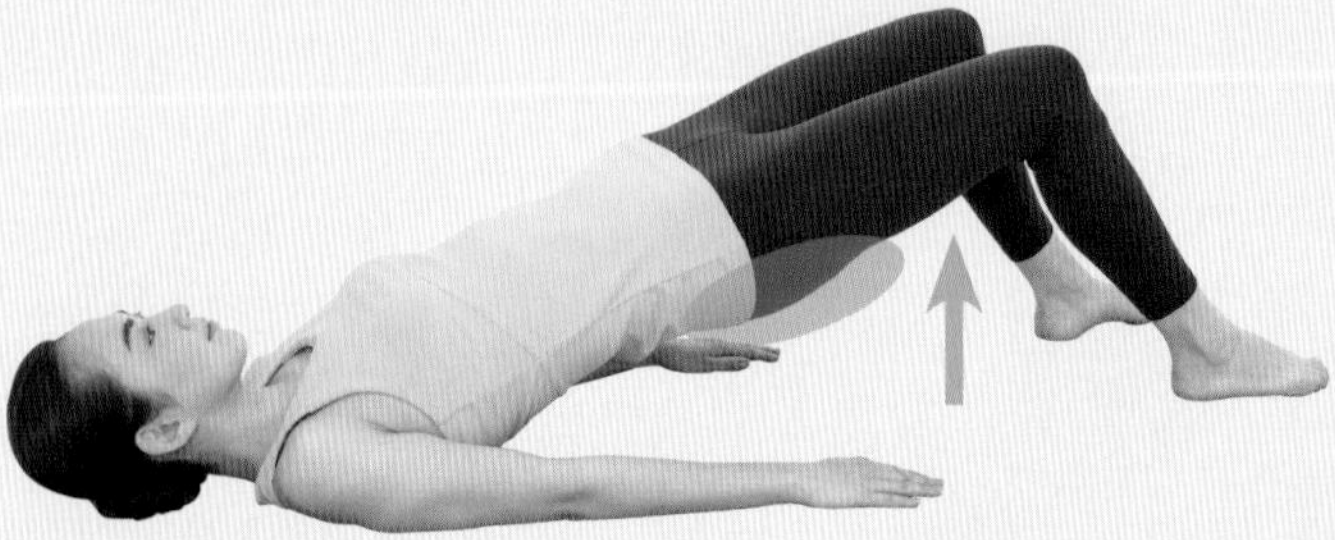

2 お尻を上げる

そのままお尻を持ち上げます。肩からひざが一直線になるように意識して持ち上げましょう。まずは10回行い、慣れたら回数を増やします。

LEVEL UP!

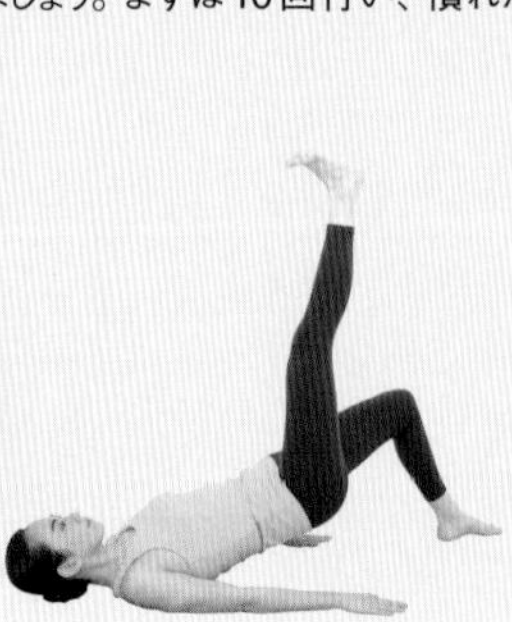

片脚を持ち上げる

上のお尻アップダウンがかんたんだったら、片脚を真上に持ち上げたまま、お尻を上げ下げしてみましょう。両脚をつけて行うより負荷がかかります。

B 片ひざアップ（60秒）

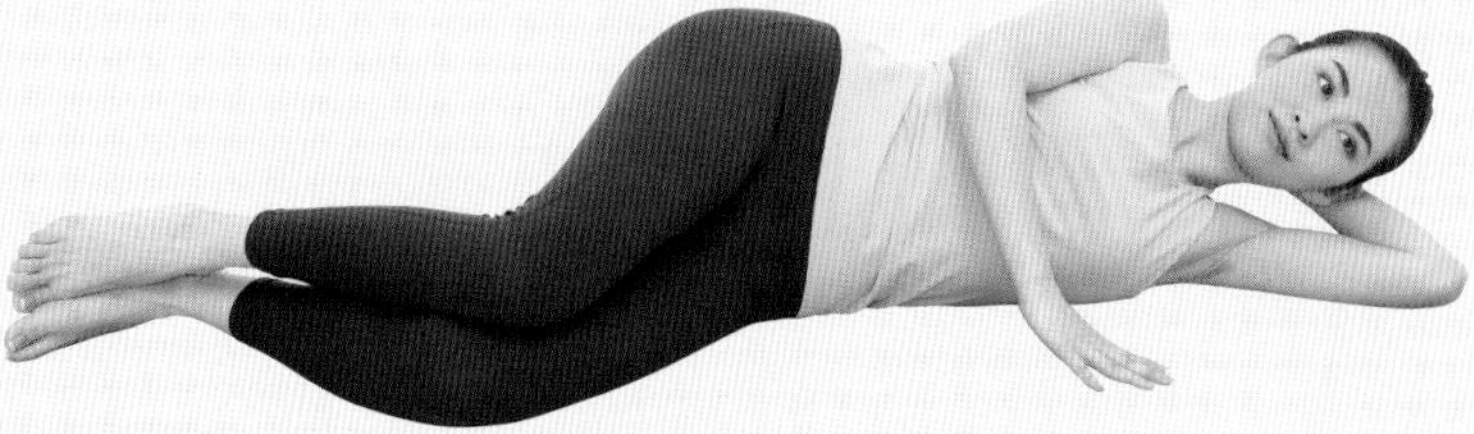

1 横向きで寝転ぶ

骨盤が床に対して垂直になるよう、横向きで寝転びます。上の手はバランスをとるために曲げて床につき、下の手は頭の下に置きます。

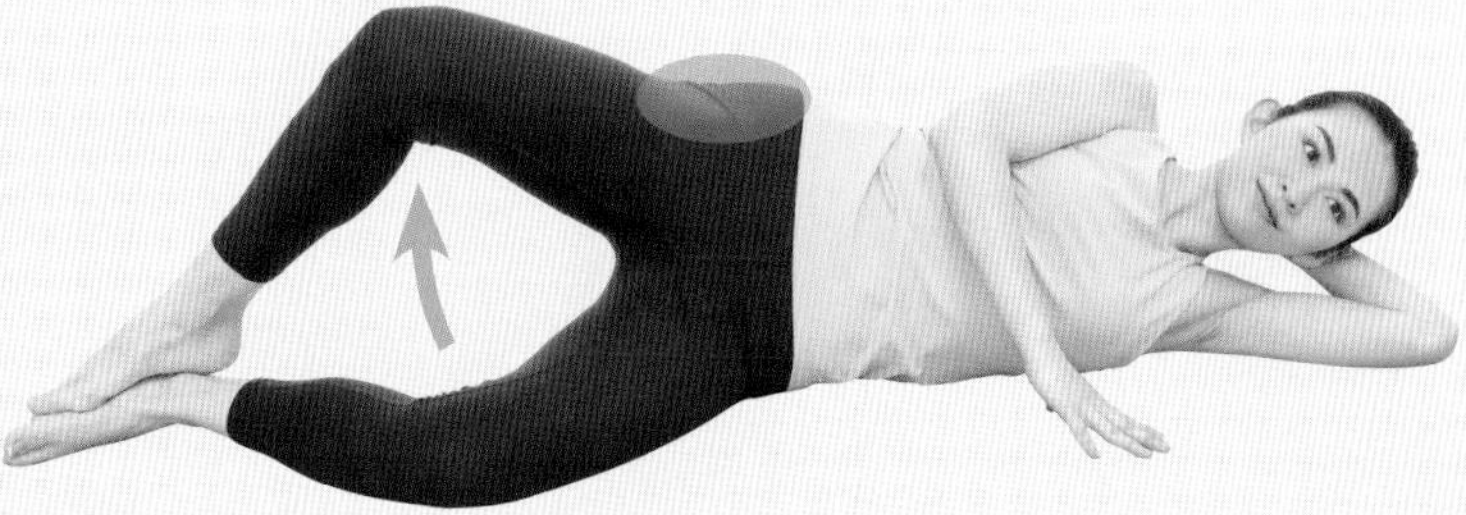

2 ひざを開く

両足を離さないようにしながらひざを開いたり、閉じたりします。ひざを開くときは、骨盤がうしろにたおれないように気をつけましょう。10回くらいくり返したら、反対側も同様に行います。

姿勢筋トレーニング③ ｜ 上腕三頭筋 （40秒）

二の腕引き締めトレーニング

動画はここをCHECK

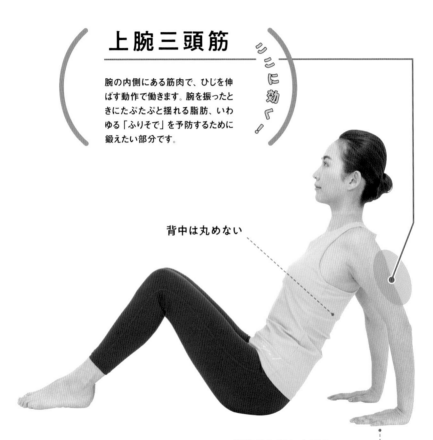

上腕三頭筋

ココに効く！

腕の内側にある筋肉で、ひじを伸ばす動作で働きます。腕を振ったときにたぷたぷと揺れる脂肪、いわゆる「ふりそで」を予防するために鍛えたい部分です。

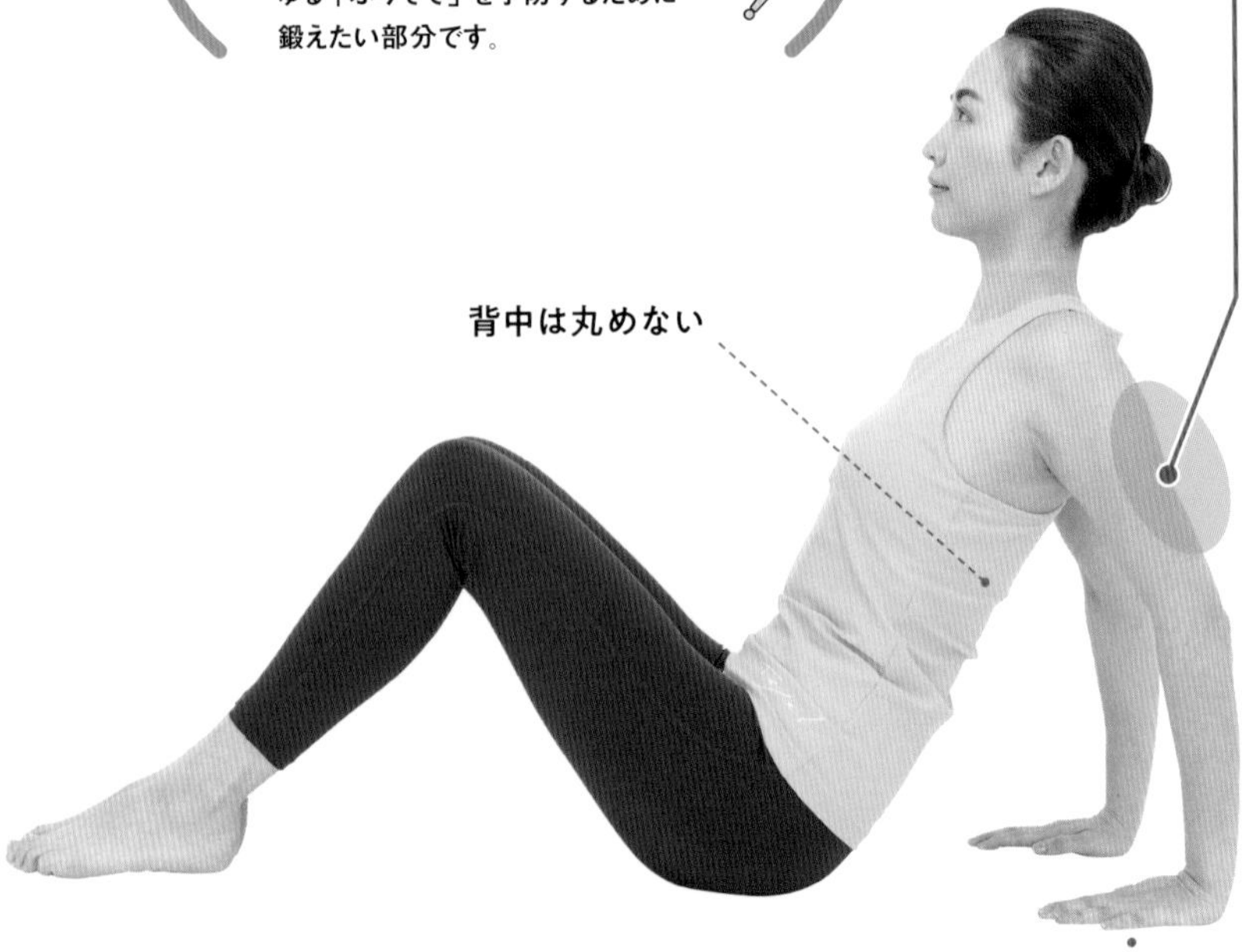

1 手をうしろについて座る

指先がお尻を向くように手をうしろについて、ひざを曲げて座ります。背中は丸めず、ひじも曲げないようにします。

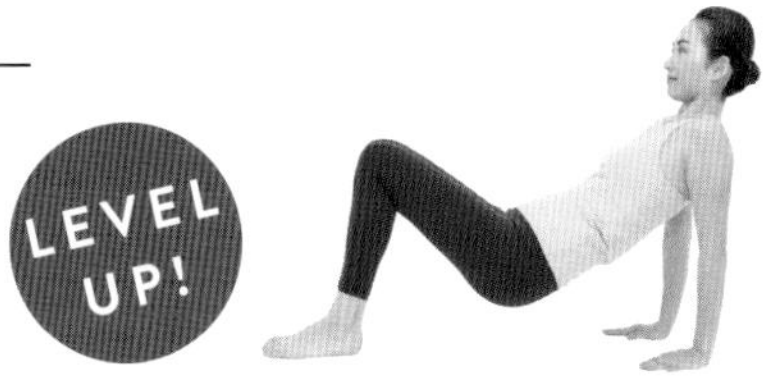

お尻を持ち上げる

1の体勢でお尻を持ち上げたまま、ひじをうしろに引いて、曲げ伸ばし。上腕三頭筋へかかる負荷が強くなり、より高い二の腕引き締め効果が期待できます。

NG

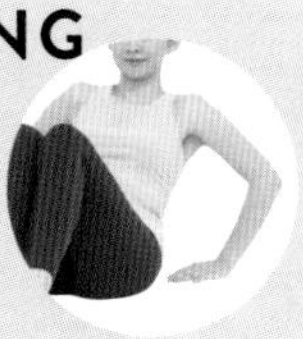

ひじが外側に開いてしまうと効果が出ません。正面から見て見えないよう意識しましょう。

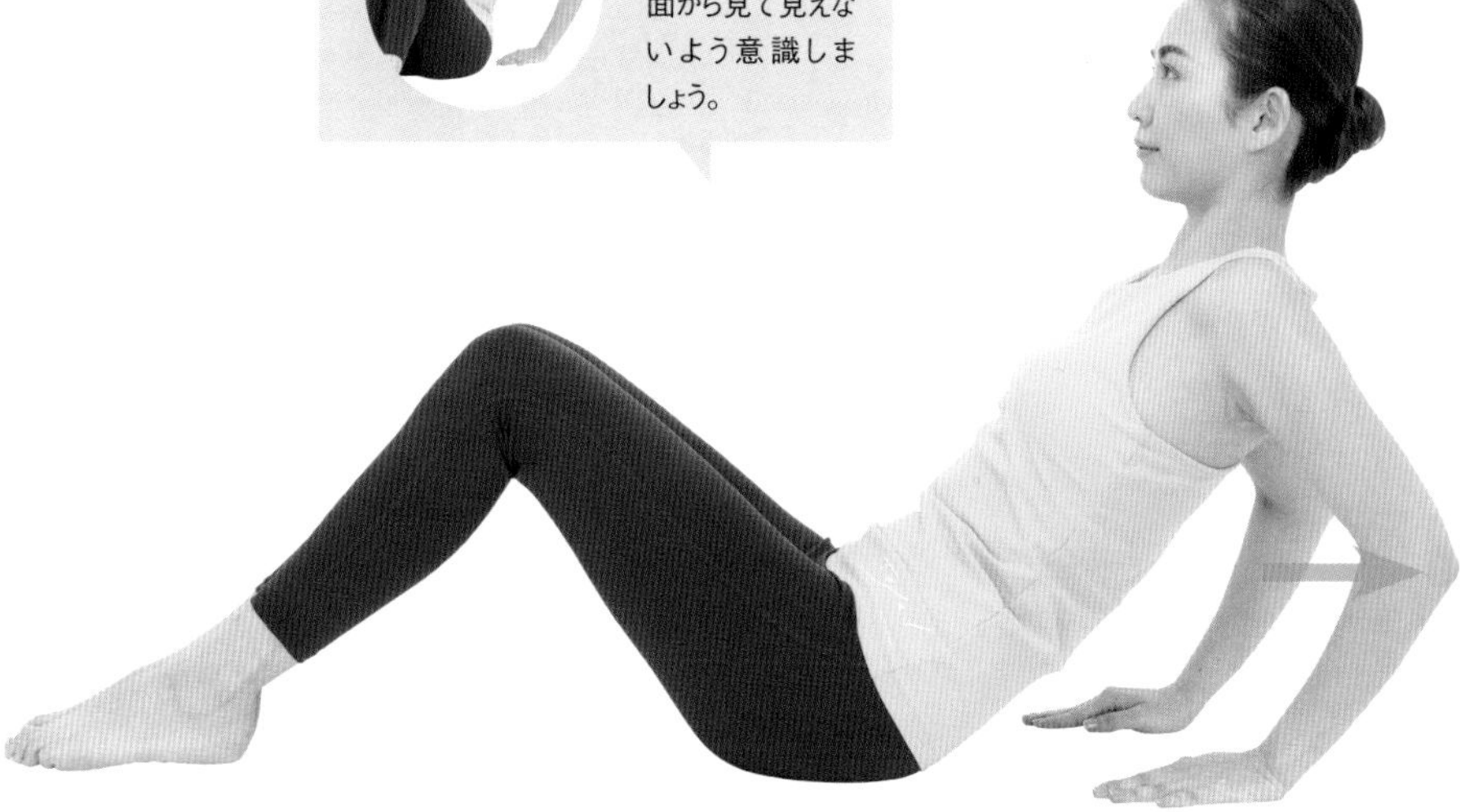

2 ひじをうしろに引く

ひじをまっすぐうしろに引いて、曲げ伸ばしをします。ひじを引く際に、ひじが正面から見えないようにまっすぐ引くことがポイントです。背中は丸めず行います。10回くり返します。

A　スッキリ腕伸ばし（60秒）

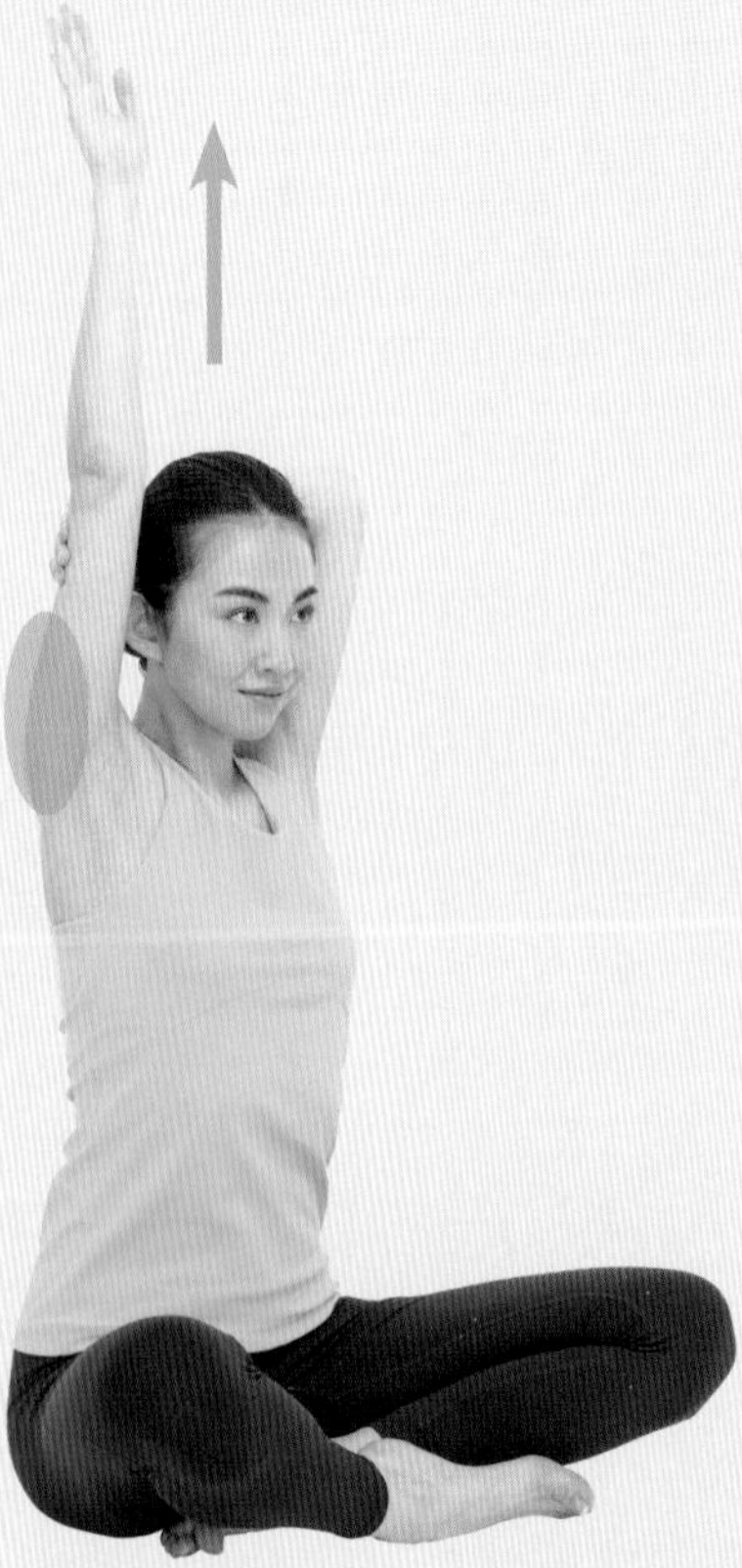

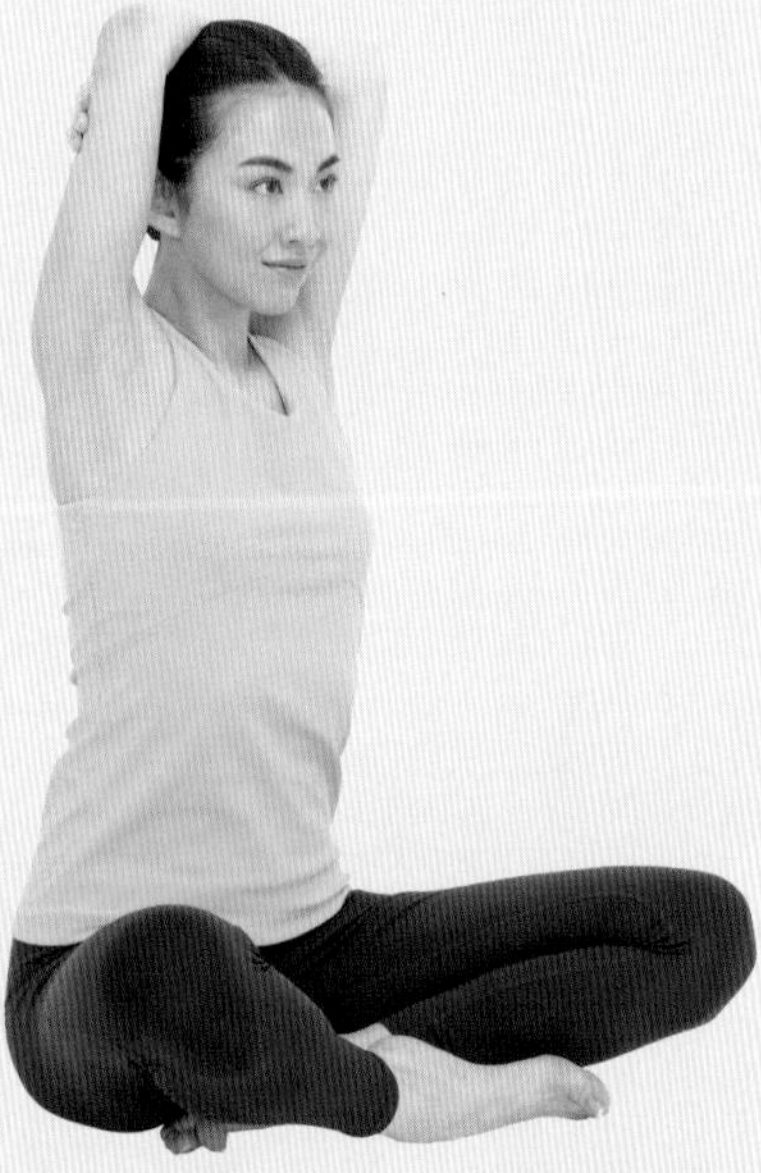

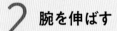

1　ひじを曲げる

あぐらをかいて座り、両手を上に上げてひじを曲げます。左手で右手のひじのあたりを持ちます。背中をまっすぐ伸ばすことを意識しましょう。

2　腕を伸ばす

左手でひじを固定された状態で、右手をまっすぐ上に伸ばします。伸ばす手のひじを一方の手で固定することで、しっかりと腕を伸ばすことができます。左右10回ずつ行います。

B バレリーナアームス（80秒）

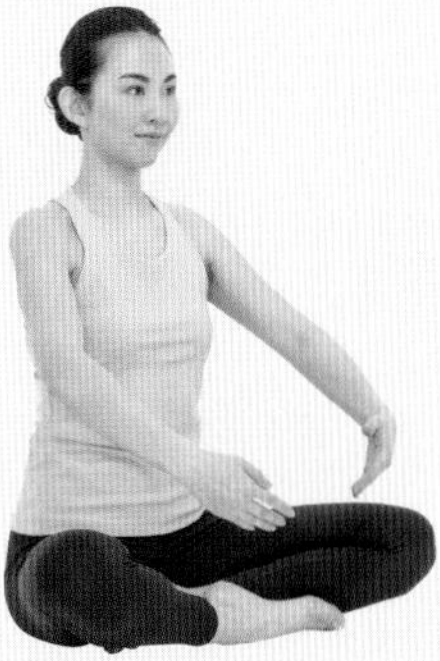

↓

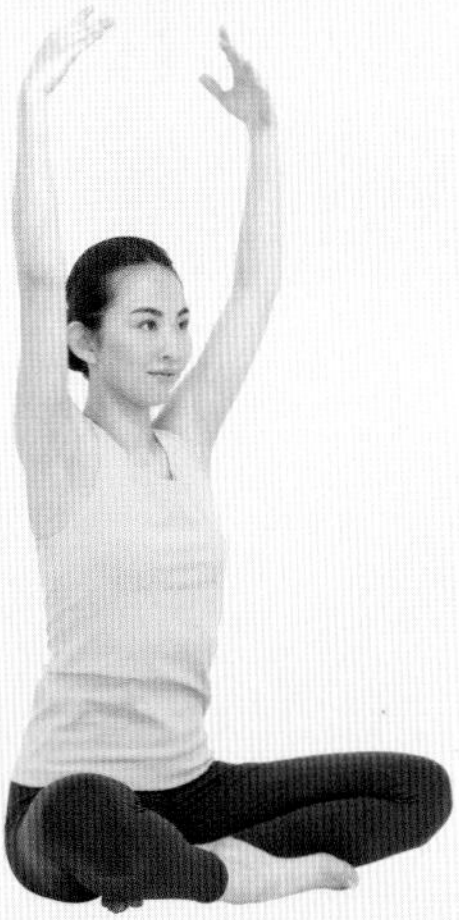

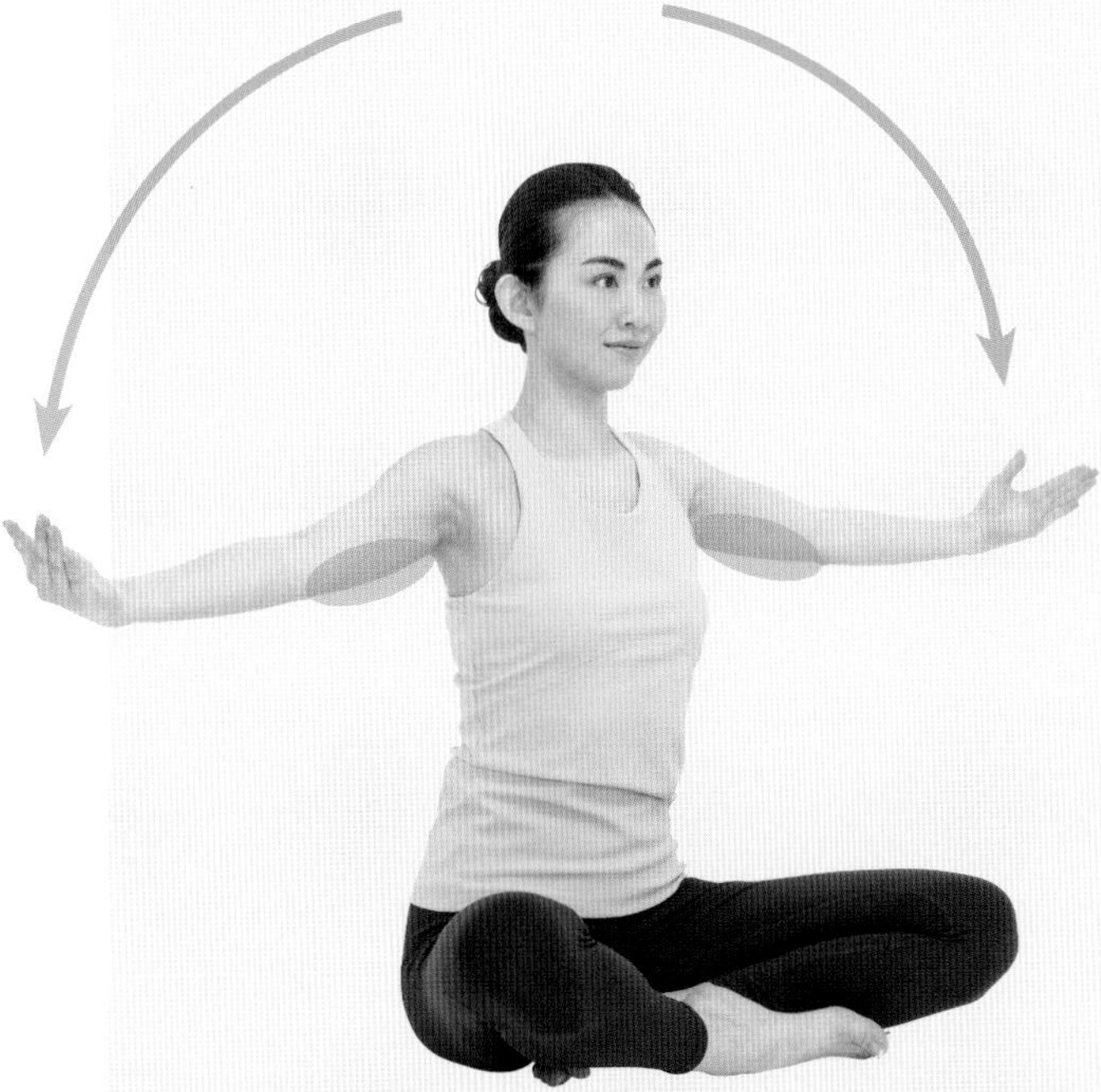

1 腕を上げる

あぐらをかいて座り、円を描くように両手を前に出します。手を丸い形にしたまま、胸の前から頭の上まで持ち上げます。

2 腕を開いて下ろす

頭の上からふわーっと両手を大きく広げ、肩の関節を回して指先を最後に下ろし、最初のポーズに戻ります。呼吸は自然に行い、10回くり返します。

（20秒）

動画はここをCHECK

プッシュアップ

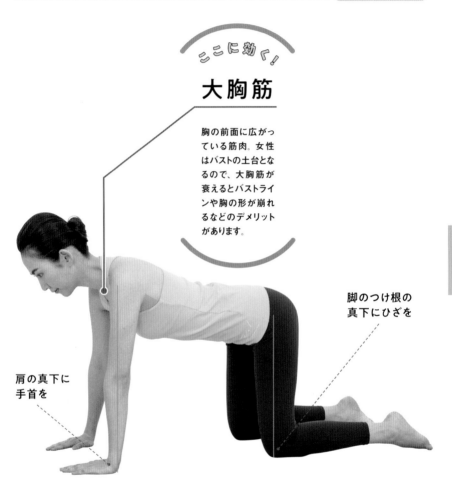

ここに効く！

大胸筋

胸の前面に広がっている筋肉。女性はバストの土台となるので、大胸筋が衰えるとバストラインや胸の形が崩れるなどのデメリットがあります。

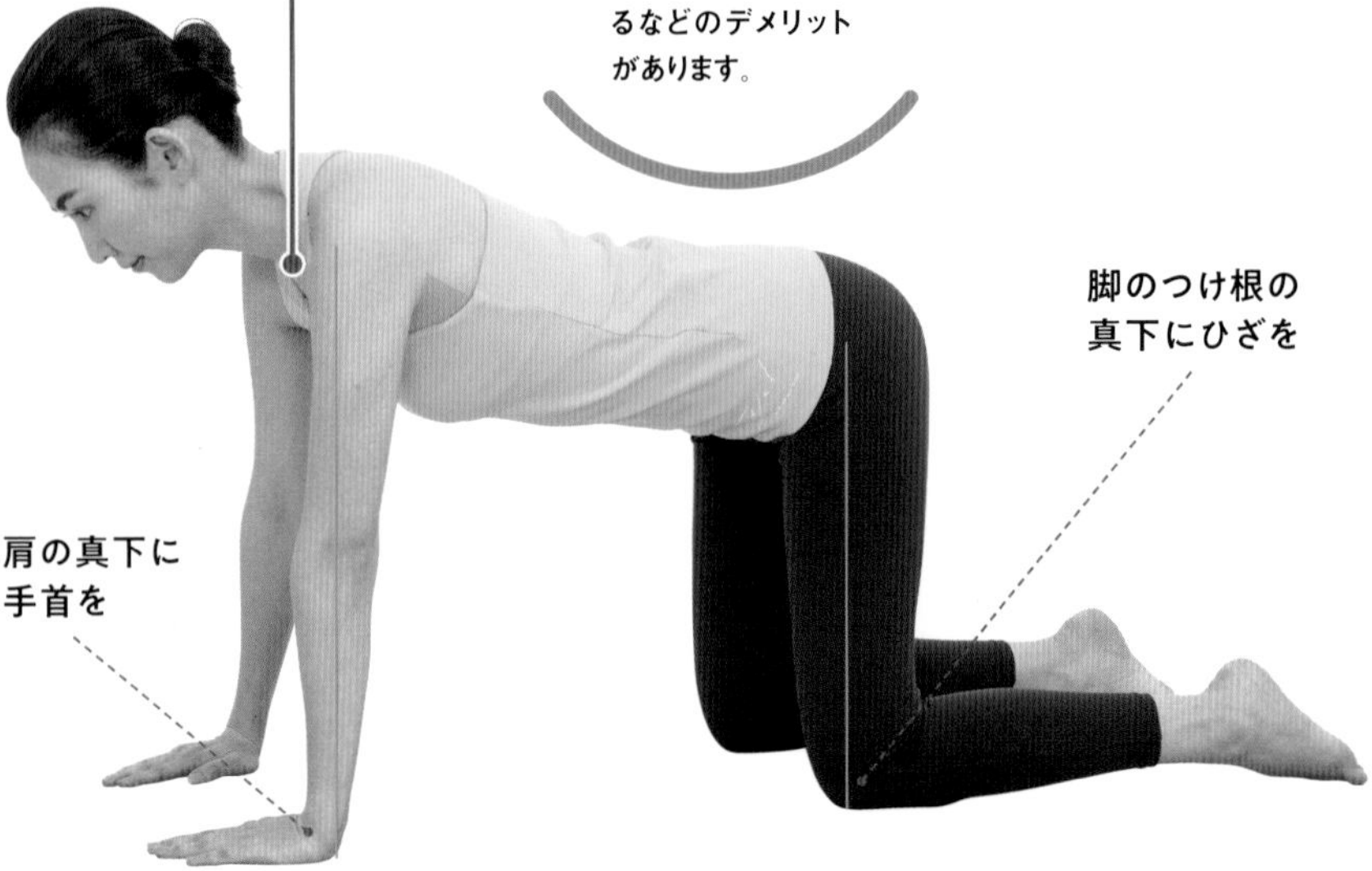

肩の真下に
手首を
脚のつけ根の
真下にひざを

1 四つんばいになる

肩の真下に手首、脚のつけ根の真下にひざがくるように四つんばいになります。胸の筋肉で上へ押し上げるようなイメージで、おなかを引き上げて背中も落とさないようにします。

POINT

脚を交差させる

ひざをついて脚を少し上げて、足首をクロスさせます。これよりもっと負荷をかけたい人は、ひざをつかず脚を伸ばしてプッシュアップを。

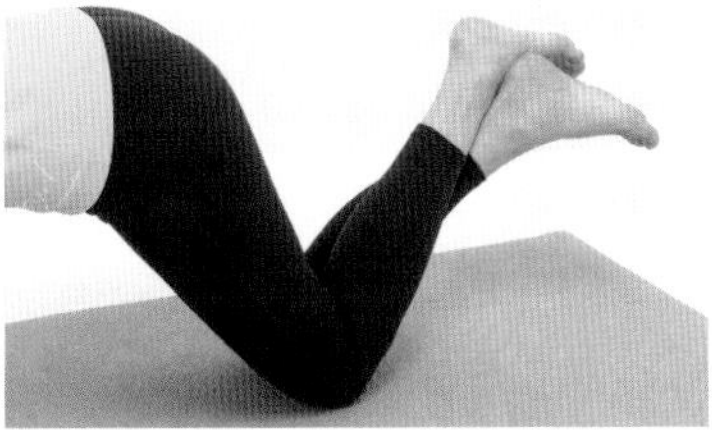

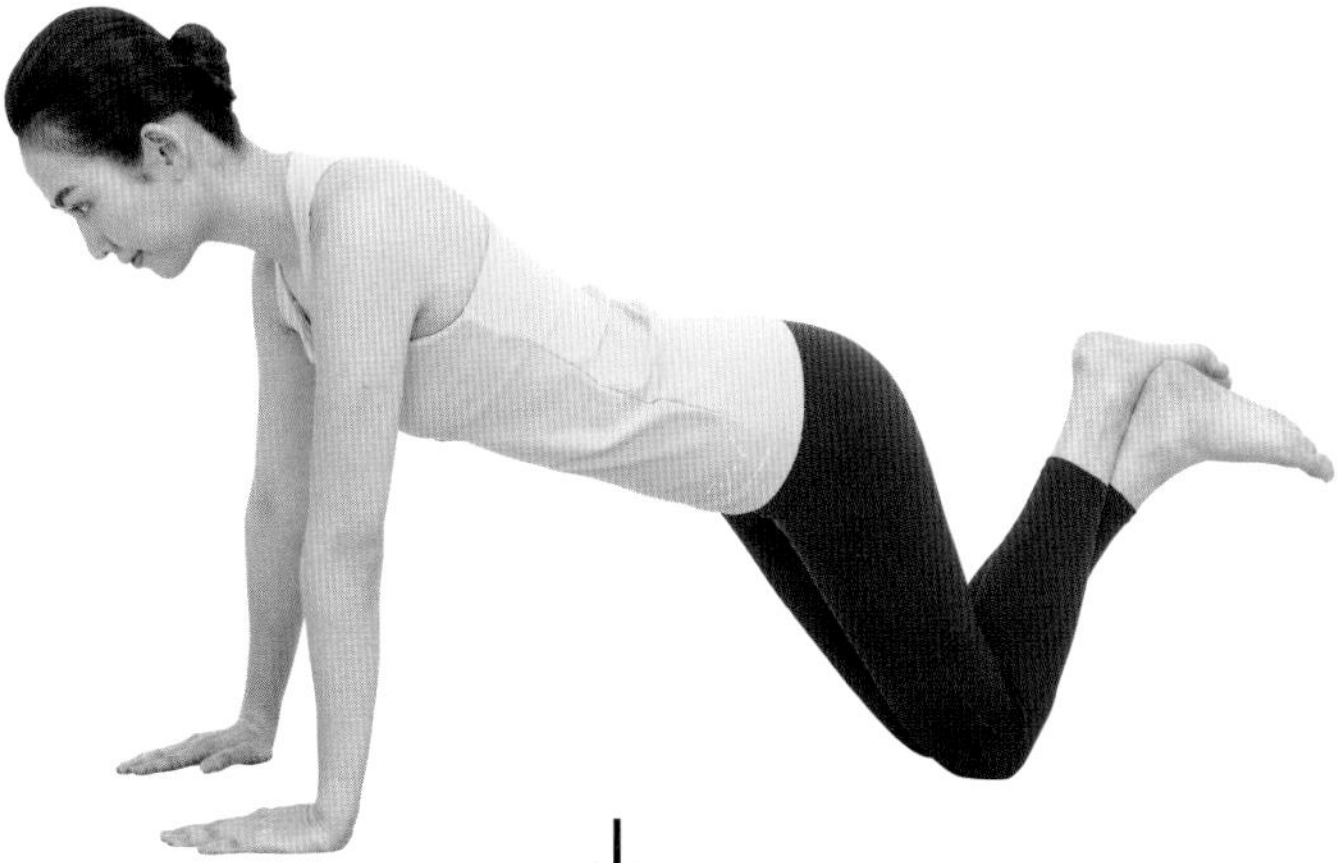

↓

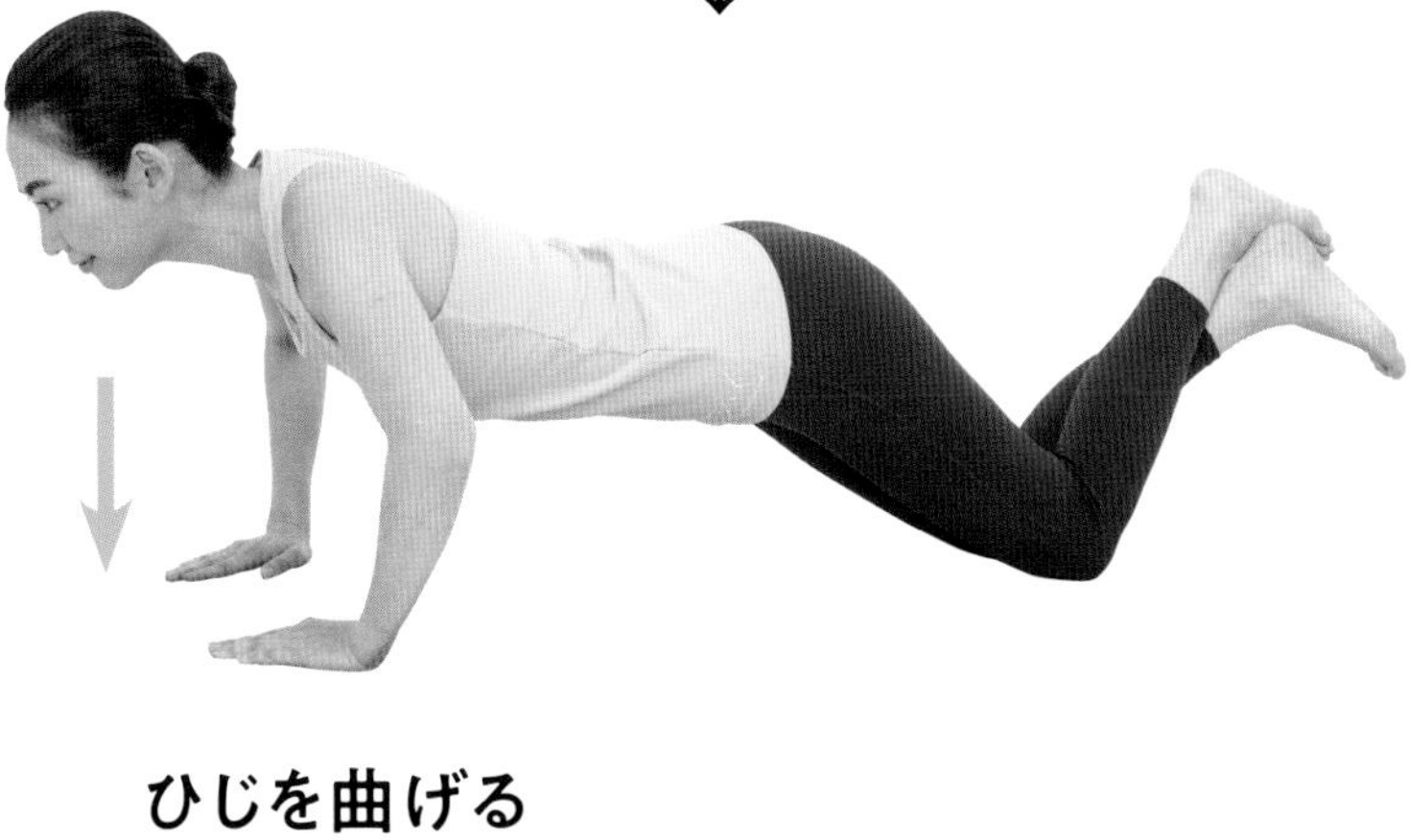

2 ひじを曲げる

ひざを少しうしろについて、足首をクロスさせます。ひざをついたまま、ひじを曲げて腕立て伏せを行います。首は背中の延長線上に置くことを意識して、下がらないようにしましょう。5回くり返します。

差し替えトレーニング　**大胸筋**　座りトレしたい人に

A 本を挟んで前へ（40秒）

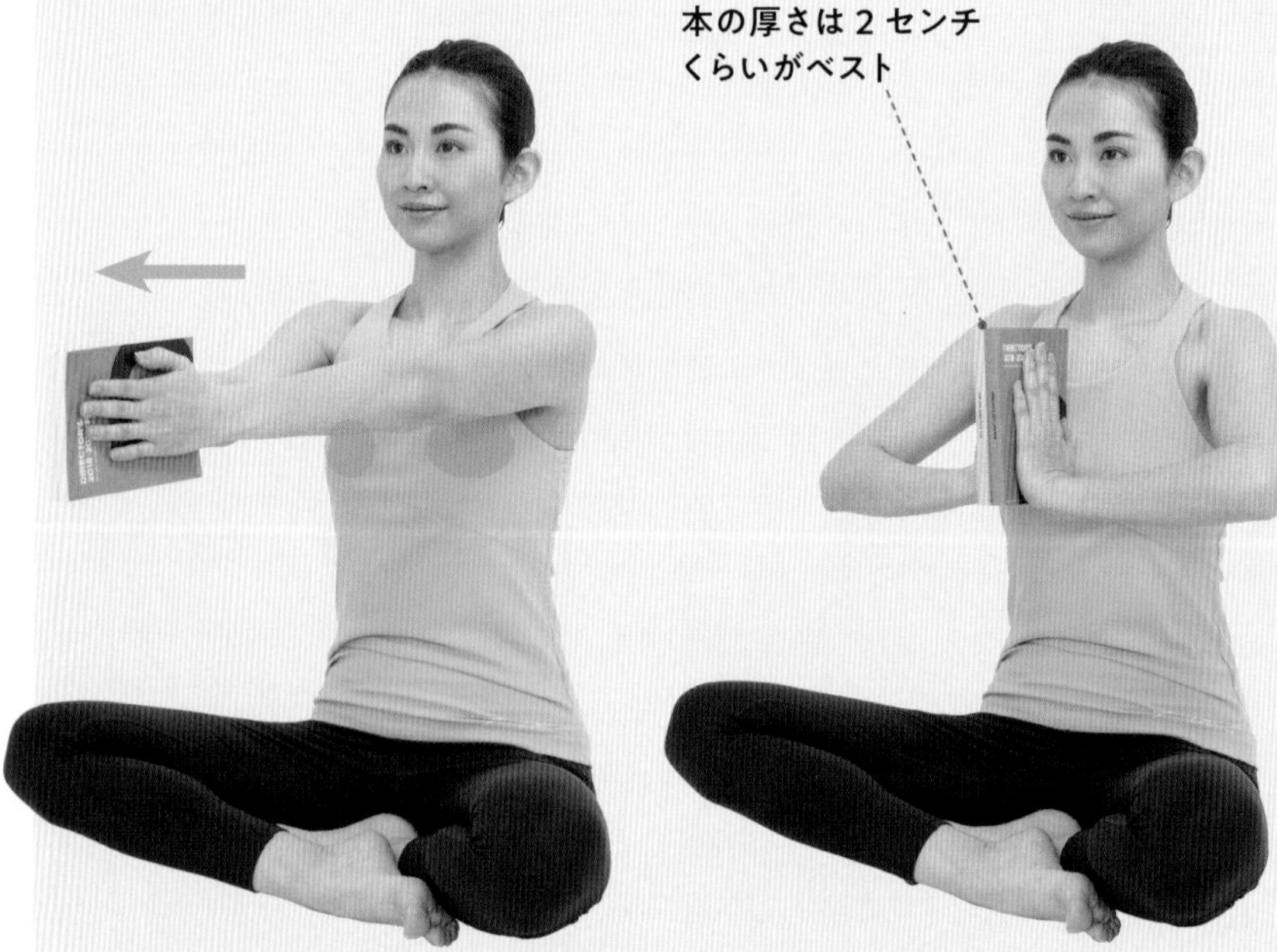

1 本を両手で挟む

あぐらをかいて座り、本を2冊ほど重ねて持ち、縦にして両手でぎゅっと挟みます。

2 腕を伸ばす

縦に持っている本を両手で挟んだまま、本が横向きになるように腕を伸ばして前に出します。胸の筋肉を内側に絞り込むようなイメージで、腕を前に出しましょう。10回くり返します。

B あおむけでフライ（40秒）

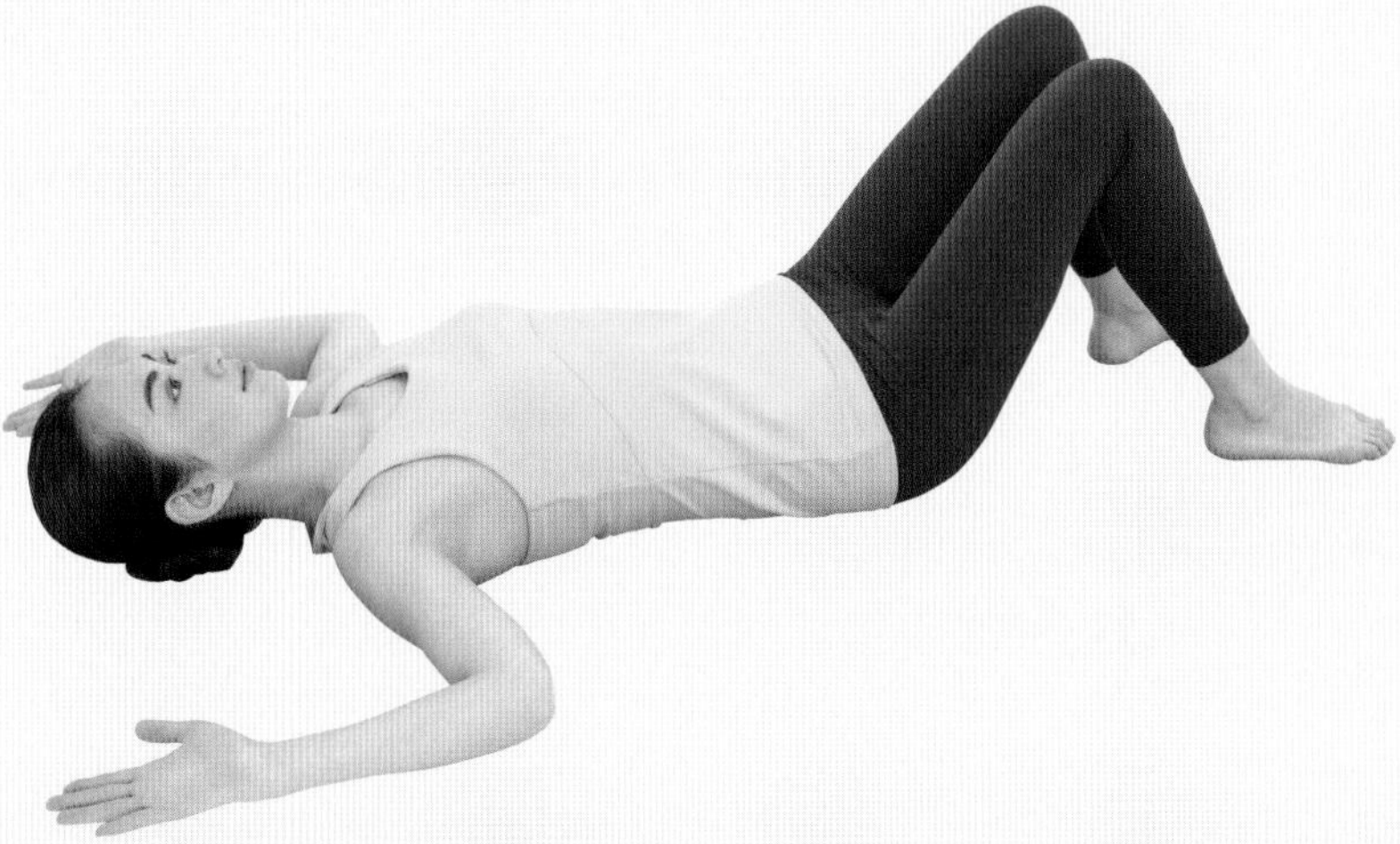

1 腕を開いてあおむけに

ひざを立ててあおむけに寝転びます。ひじを曲げて腕を開きます。

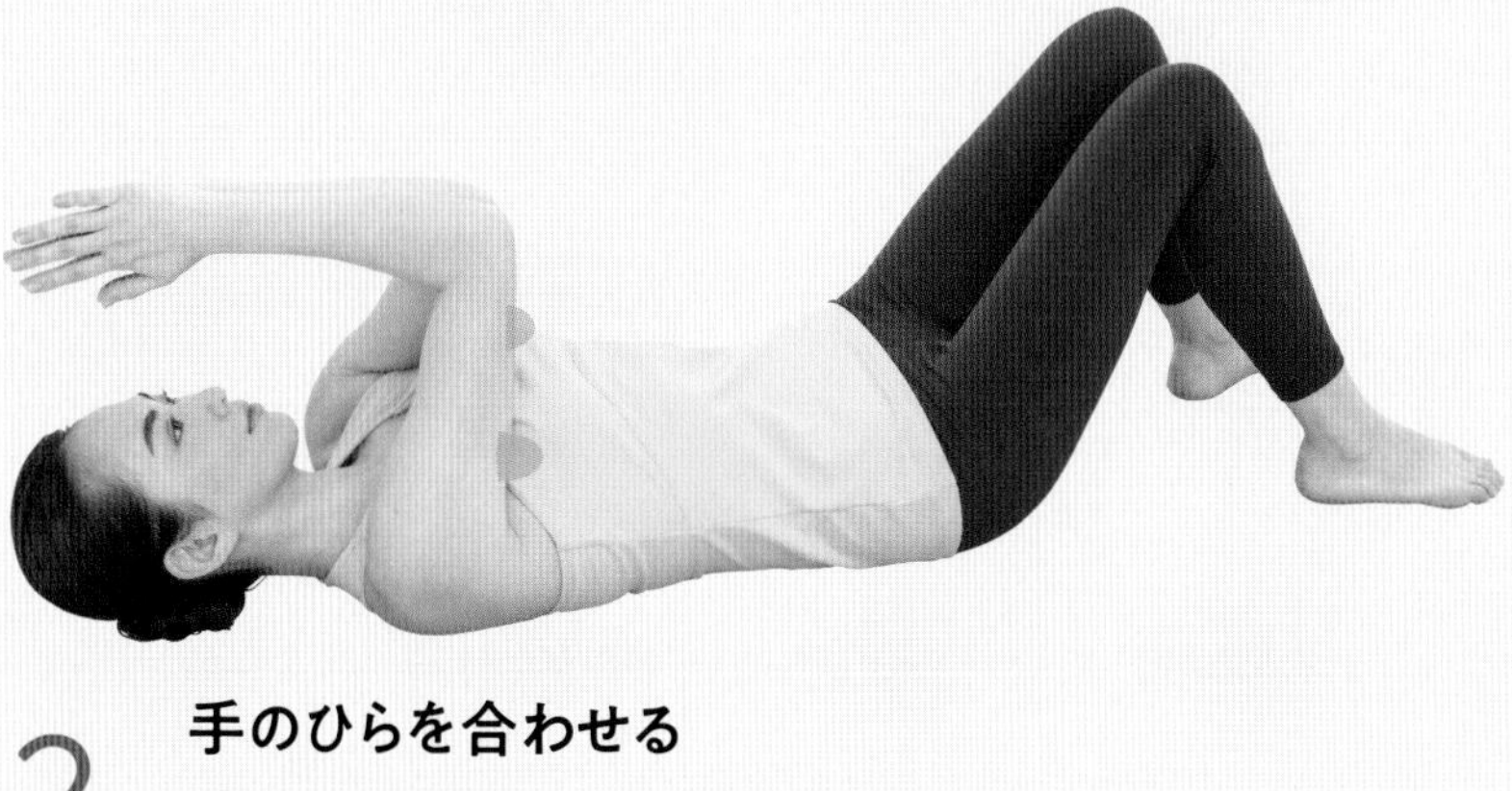

2 手のひらを合わせる

ひじが肩の真上くらいにくるように腕をあげ、手のひらを合わせます。ひじとひじはつかなくてOKです。

動画はここをCHECK

姿勢筋トレーニング⑤　腹斜筋　（40秒）

寝たままくびれエクササイズ

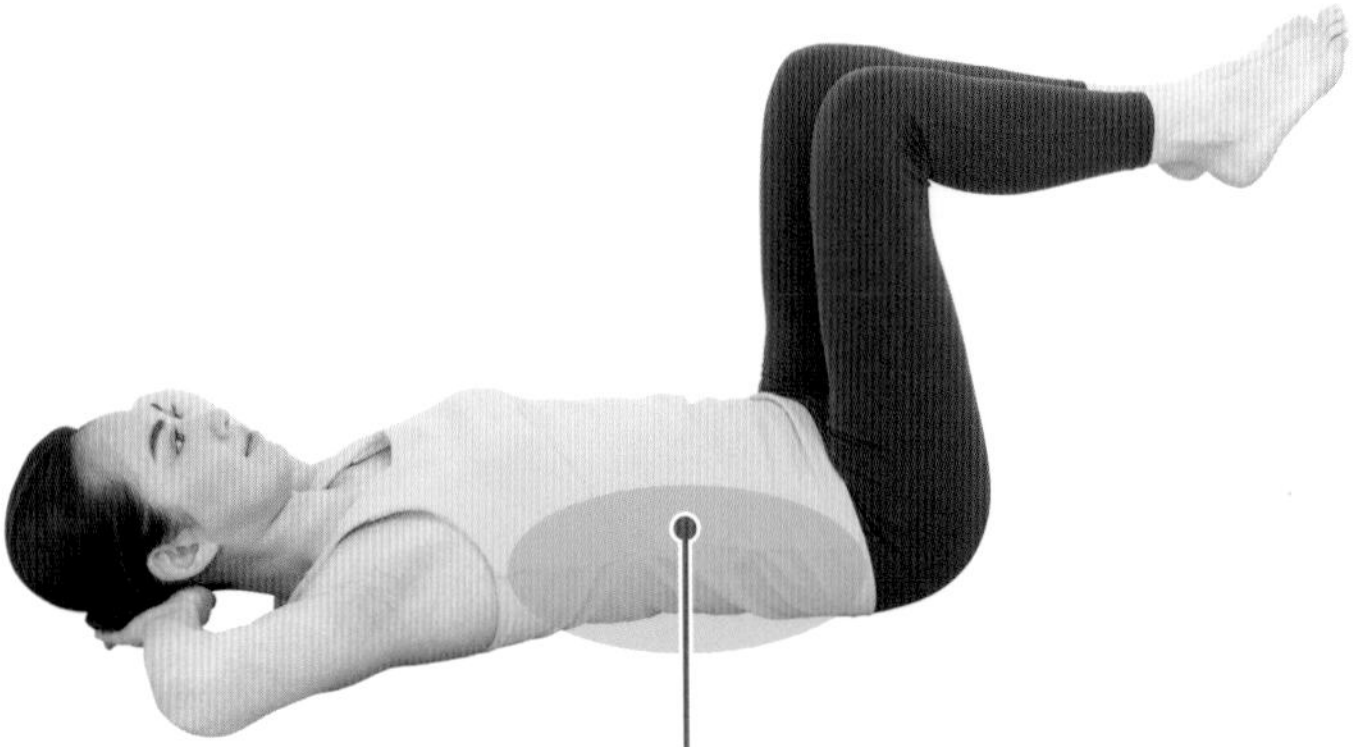

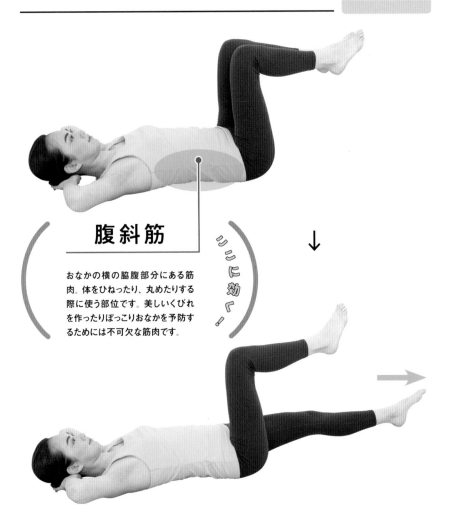

腹斜筋

おなかの横の脇腹部分にある筋肉。体をひねったり、丸めたりする際に使う部位です。美しいくびれを作ったりぽっこりおなかを予防するためには不可欠な筋肉です。

ココに効く！

↓

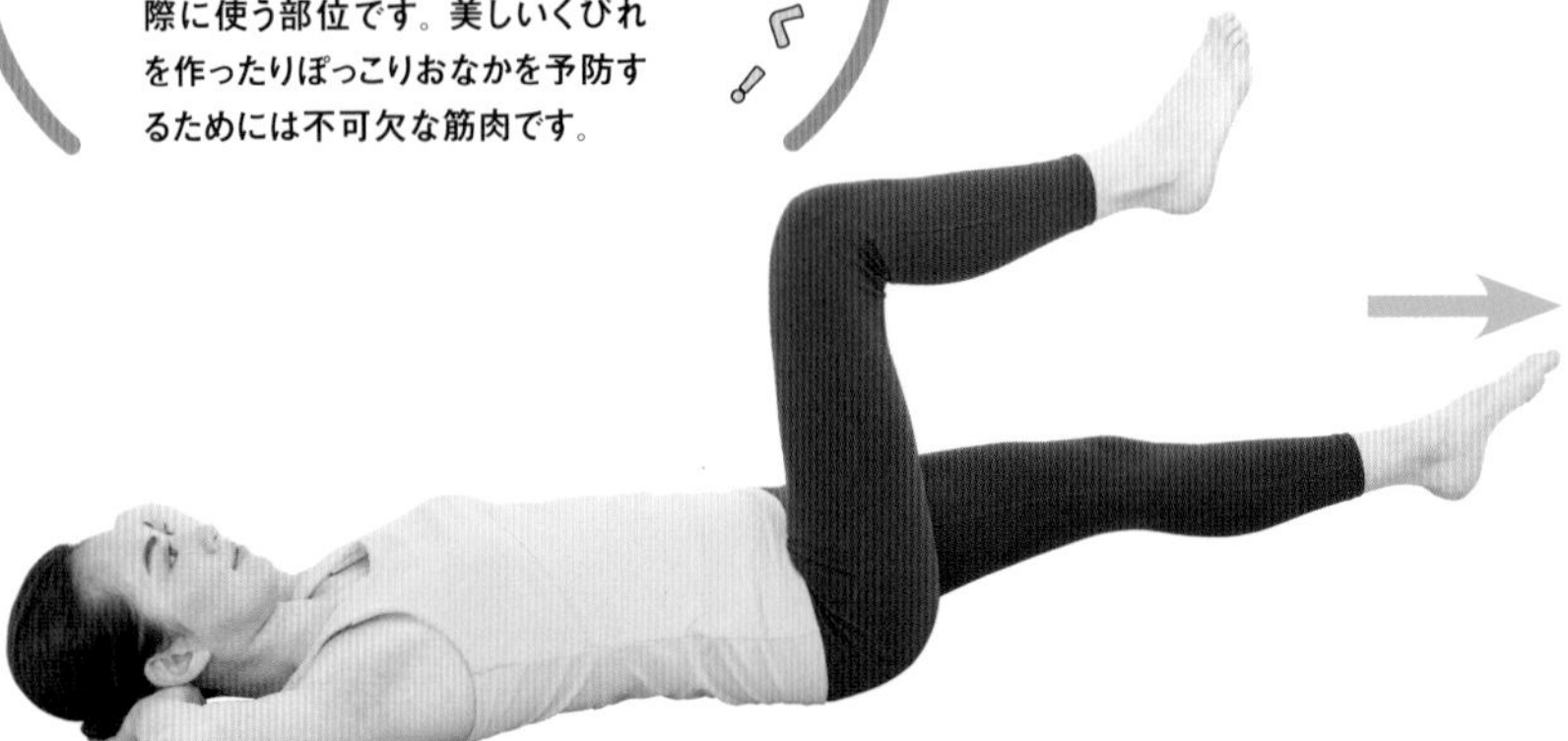

1　ひざを曲げてから片脚を伸ばす

あおむけになり、右ひざを90度に曲げます。手は頭のうしろに置いて、左脚を伸ばします。次は右脚を伸ばし、左ひざを曲げます。これを2回行います。

LEVEL UP!

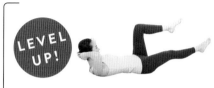

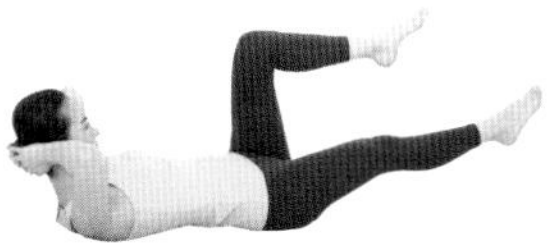

頭を持ち上げる

トレーニングの強度を上げたい人は、頭を持ち上げておへそをのぞきこむような形で上体を起こします。この状態で1と2をくり返します。

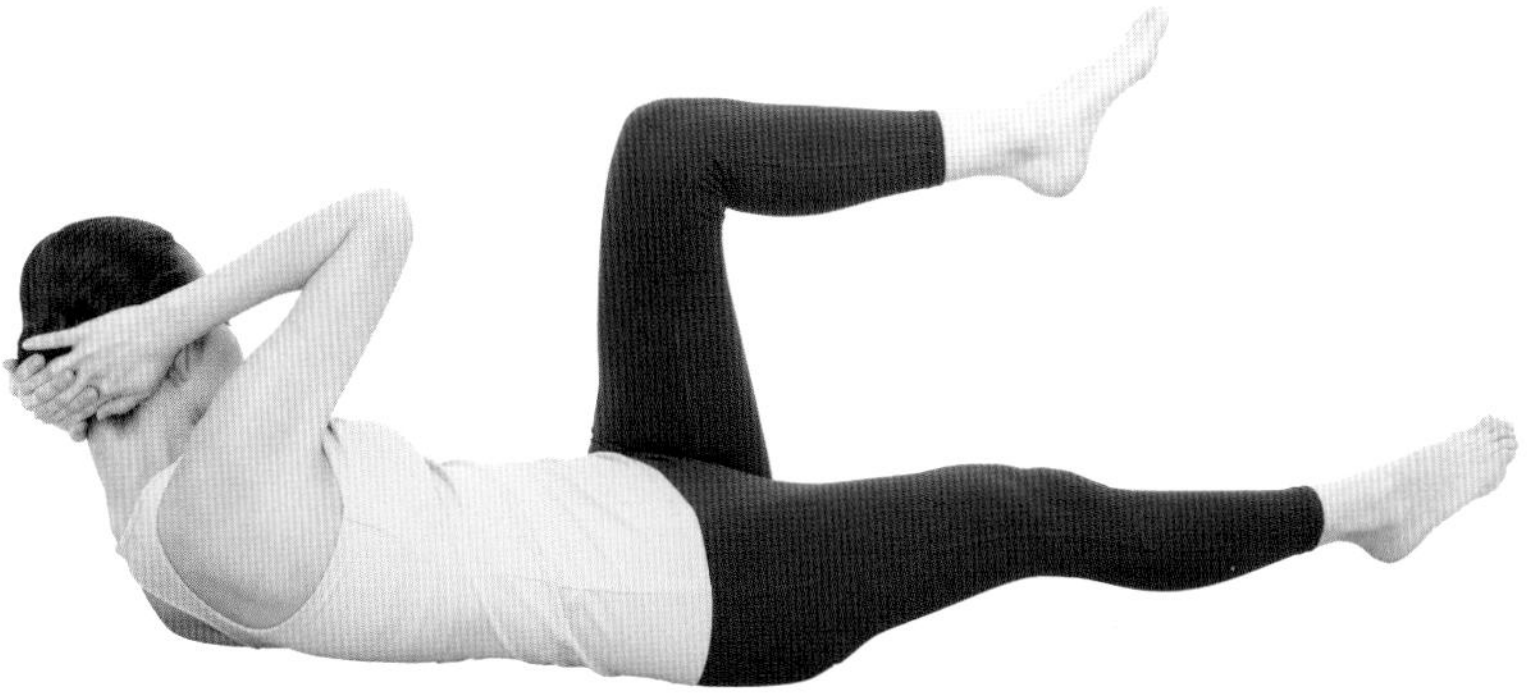

↓

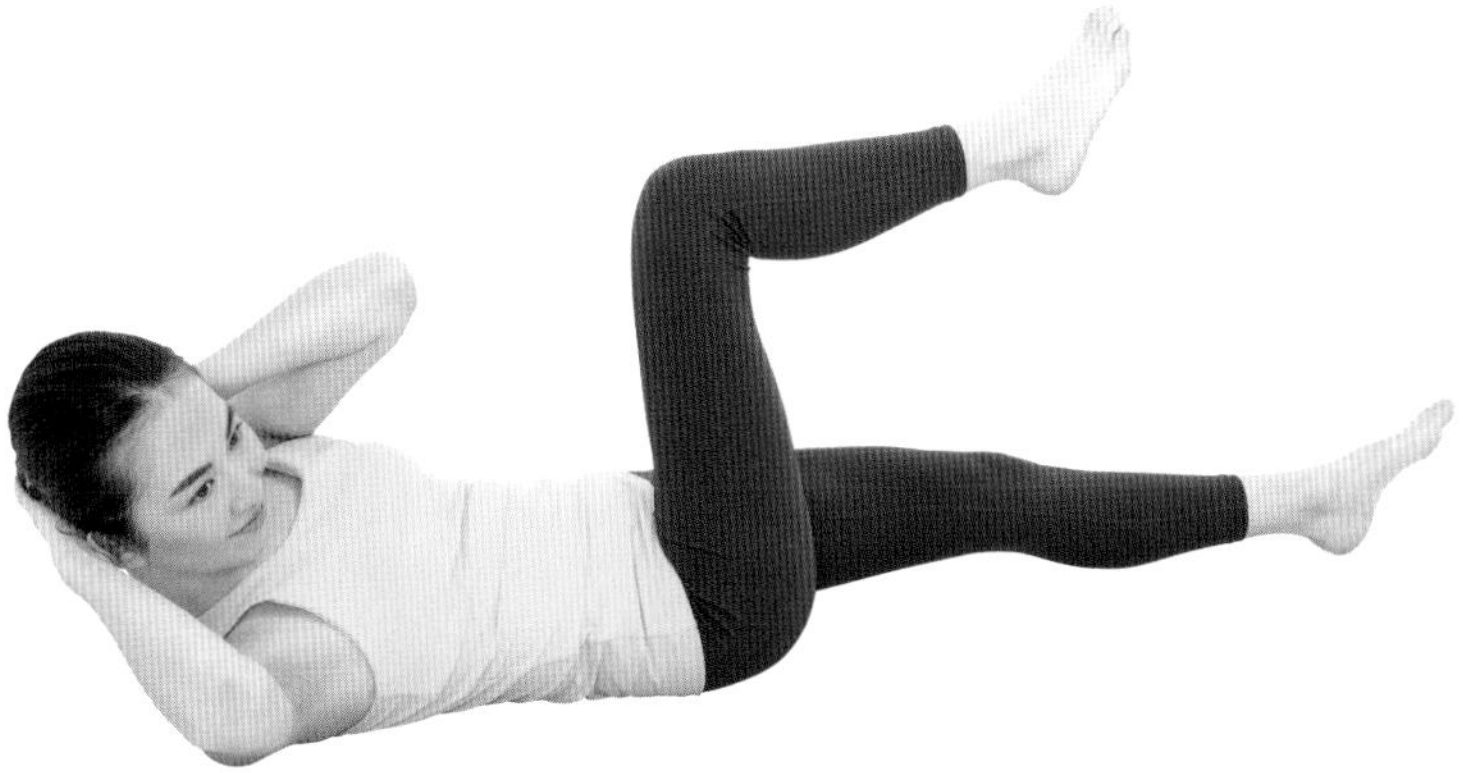

2 伸ばしたほうの肩を持ち上げてねじる

次に、右脚を伸ばしたら、右肩を持ち上げて反対側に上半身をひねります。左脚を伸ばして、左肩を持ち上げ、同様に上半身をひねります。これを2回行います。

差し替えトレーニング　腹斜筋　腰痛のある人に

A ボール挟みエクササイズ（80秒）

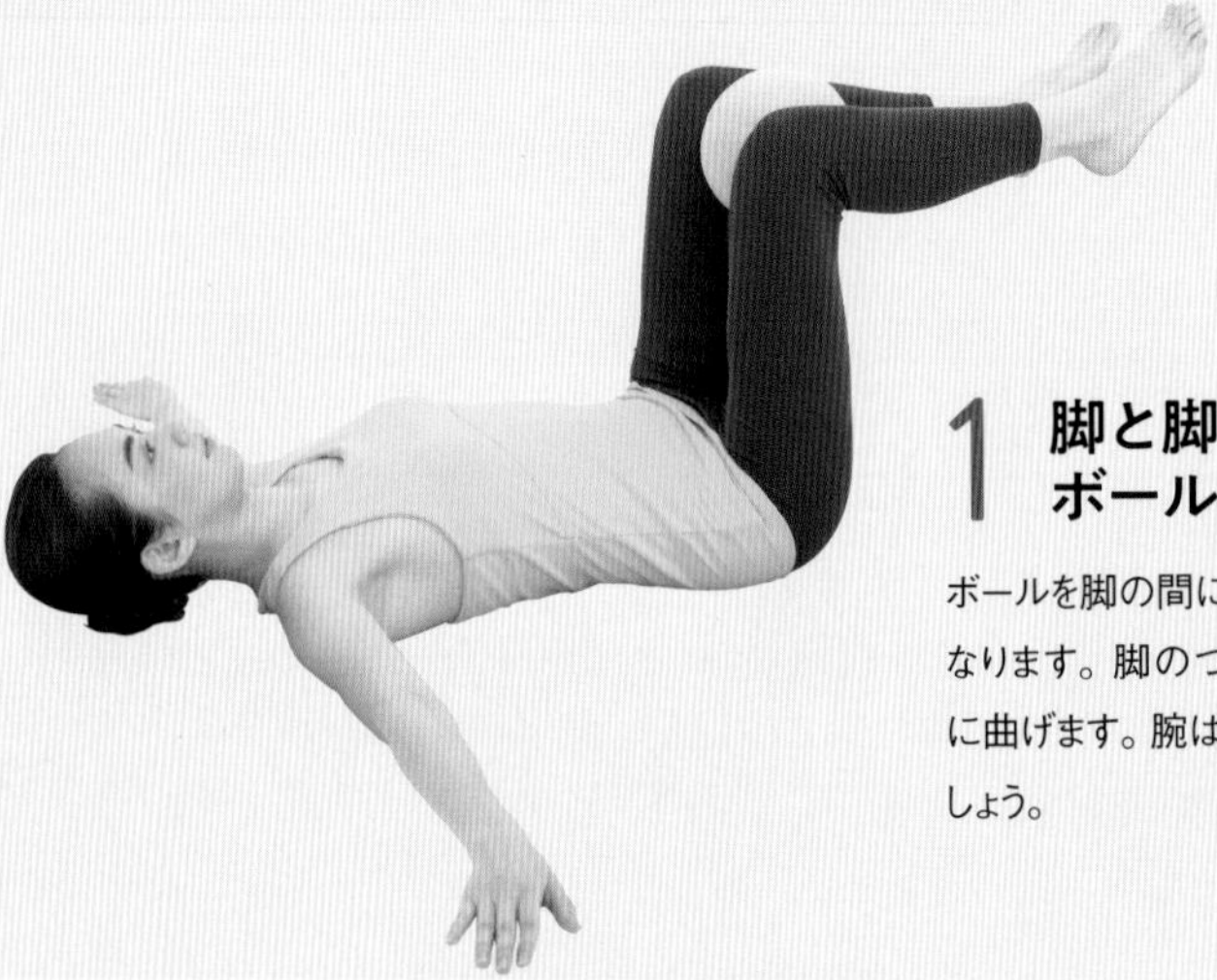

1 脚と脚の間にボールを挟む

ボールを脚の間に挟んで、あおむけになります。脚のつけ根、ひざも90度に曲げます。腕は伸ばして楽に広げましょう。

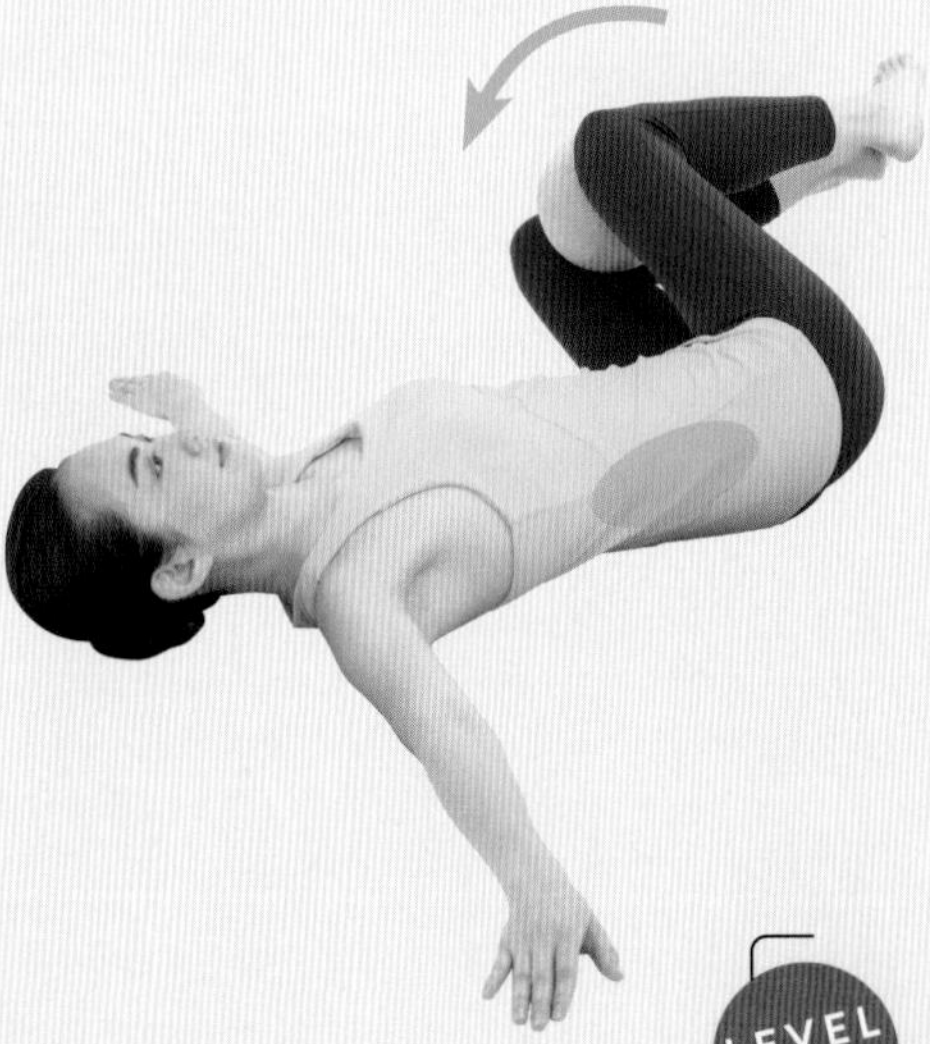

2 ボールを挟んだまま脚をたおす

ボールを挟んだまま、ひざをたおします。元の位置に戻したら、反対側にもたおします。ひざがおなかに近づくと効果が薄れるので、90度をキープします。左右10回ずつ行います。

LEVEL UP!

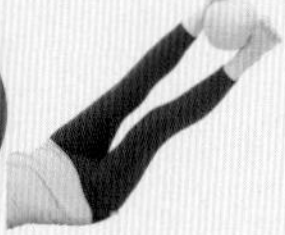

強度を上げたい人は脚を伸ばし、脚先でボールを挟みましょう。

B あぐらでねじり（40秒）

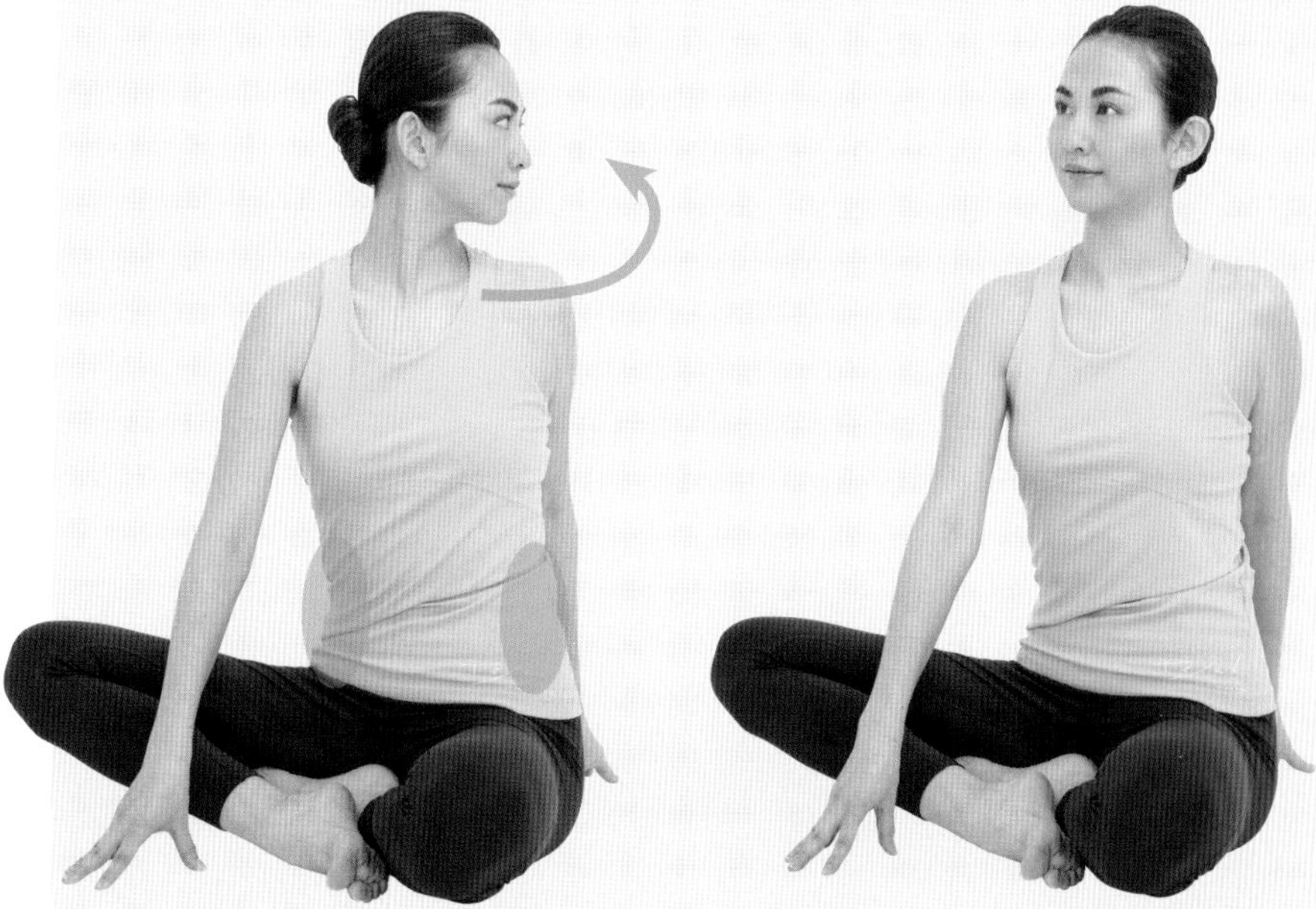

1 指をついて座る

あぐらをかいて座ります。背中はまっすぐ伸ばし、手は体の前後に置きます。両手の指は立てて床につけます。

2 上体をひねる

手はそのままの状態で、顔をうしろに向けて、上体をうしろにひねって20秒キープ。反対側も同様に行います。

姿勢筋トレーニング⑥ | 腹直筋　（40秒）

動画はここをCHECK

上体たおし

ここに効く！

腹直筋

腹部の前面に位置し、きれいに割れた腹筋を作ります。ぽっこりおなか解消のほか、よい姿勢を保つために必要な筋肉です。

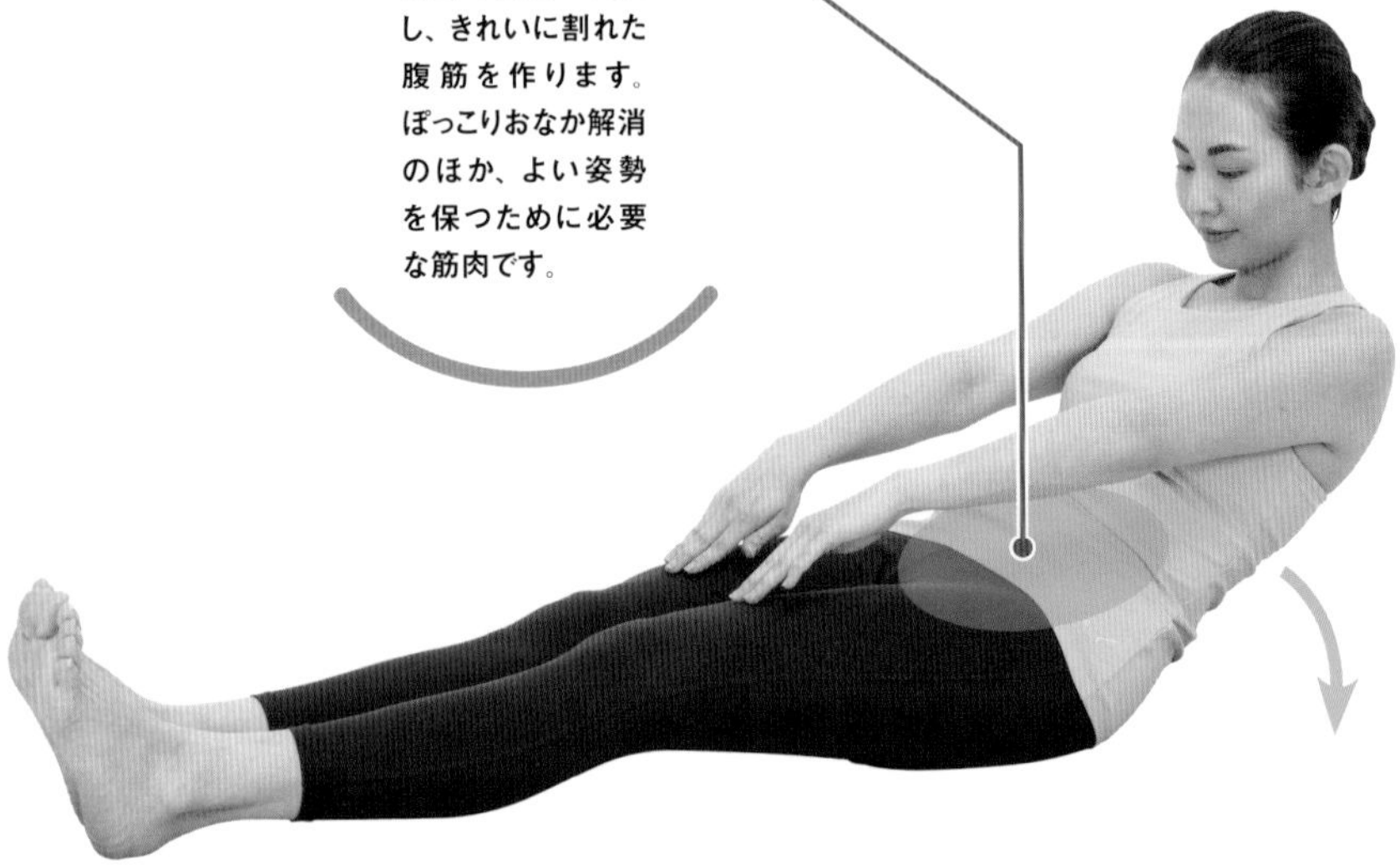

1 上体をうしろにたおす

両脚を伸ばして座り、手は脚の上に置きます。そのまま上体をたおしていき、背中を丸めてたおせるところまでたおします。

POINT

背中はたおせるところまで

上体をたおすときに、できる人は肩甲骨あたりまでたおせると◎。床に頭がついたり、脚が上がったりしないように気をつけましょう。

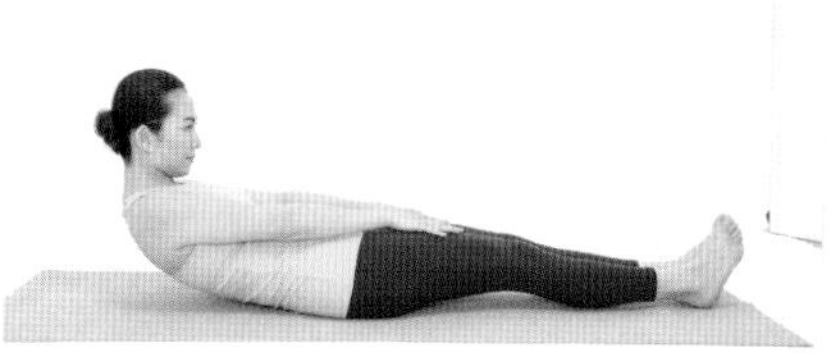

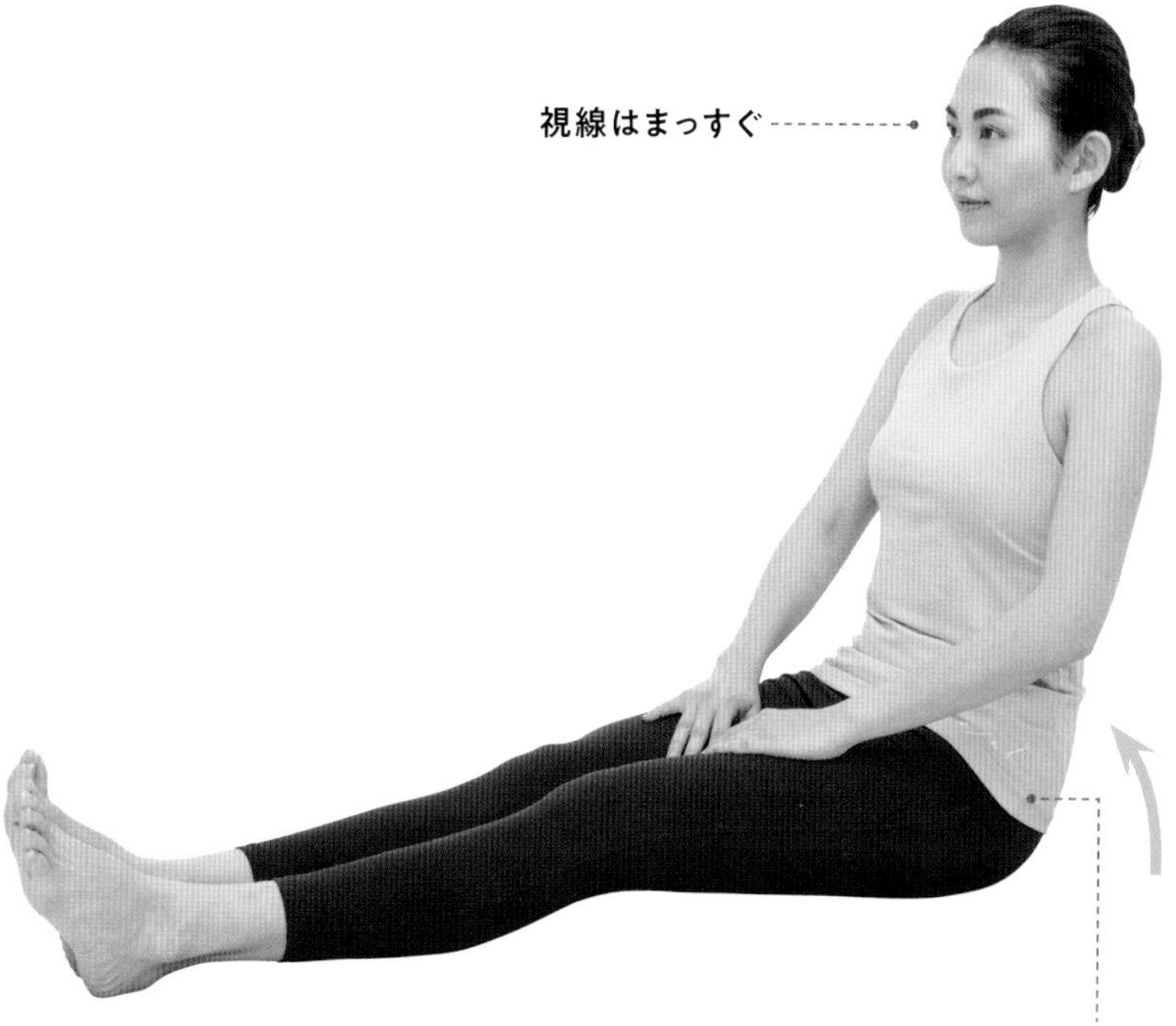

2 まっすぐ起き上がる

まっすぐ起き上がり、骨盤のいちばん下にある座骨を下に戻すイメージで、上体を戻します。これを5回くり返しましょう。

差し替えトレーニング　腹直筋　猫背を解消したい人に

A 両脚下ろし（80秒）

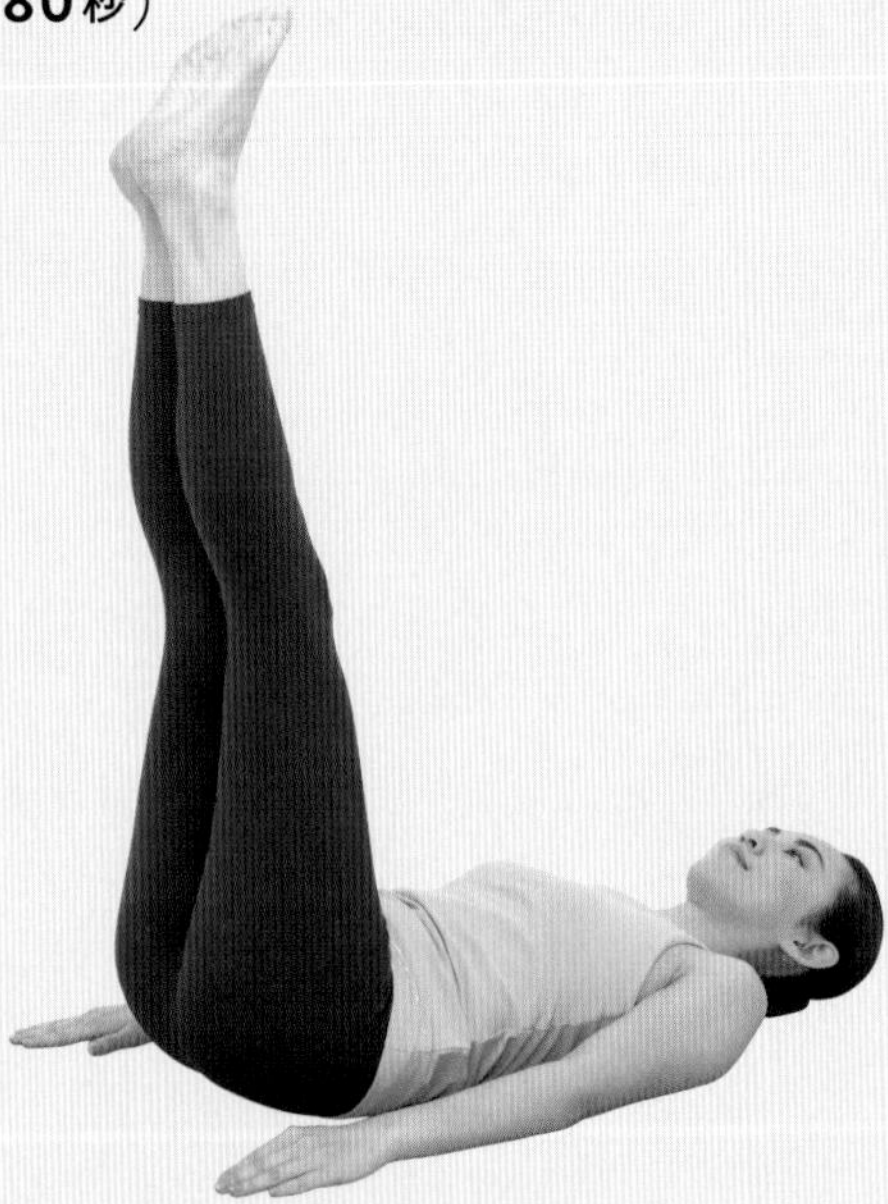

1 両脚を上げる

あおむけになって両脚をまっすぐ真上に伸ばします。背中全部が床につくように意識します。両手は手のひらを下にして体の横に置きます。

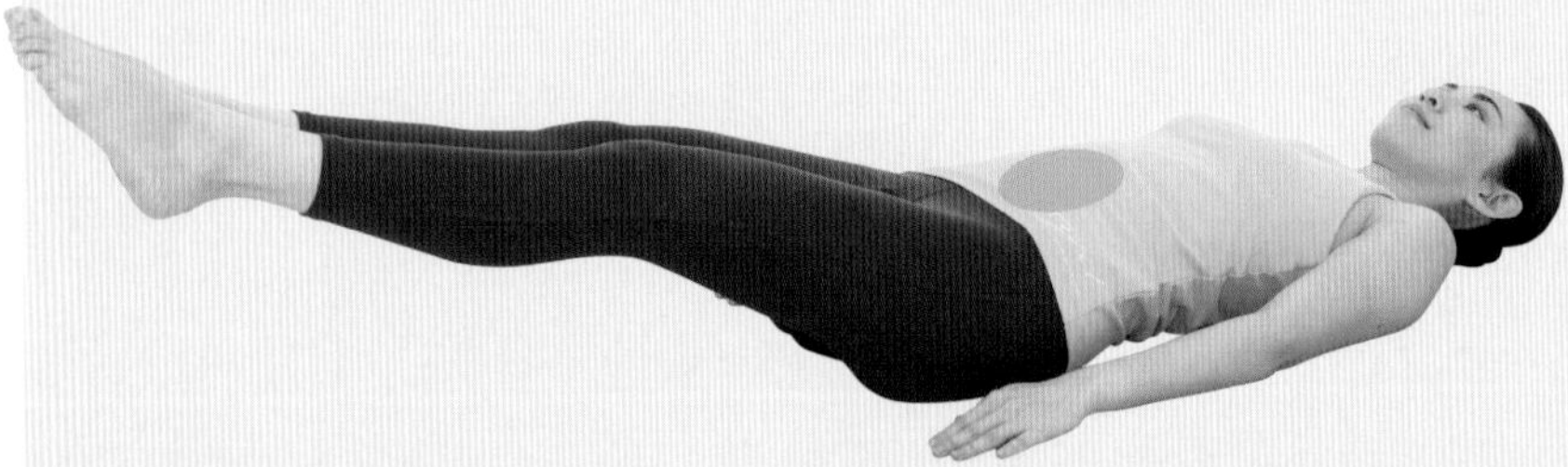

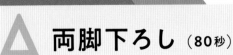

2 両脚をおろす

下腹に力を入れながら、両脚を下ろしていきます。背中が床から浮かないように気をつけましょう。10回くり返します。

B 脚で円を描いて（80秒）

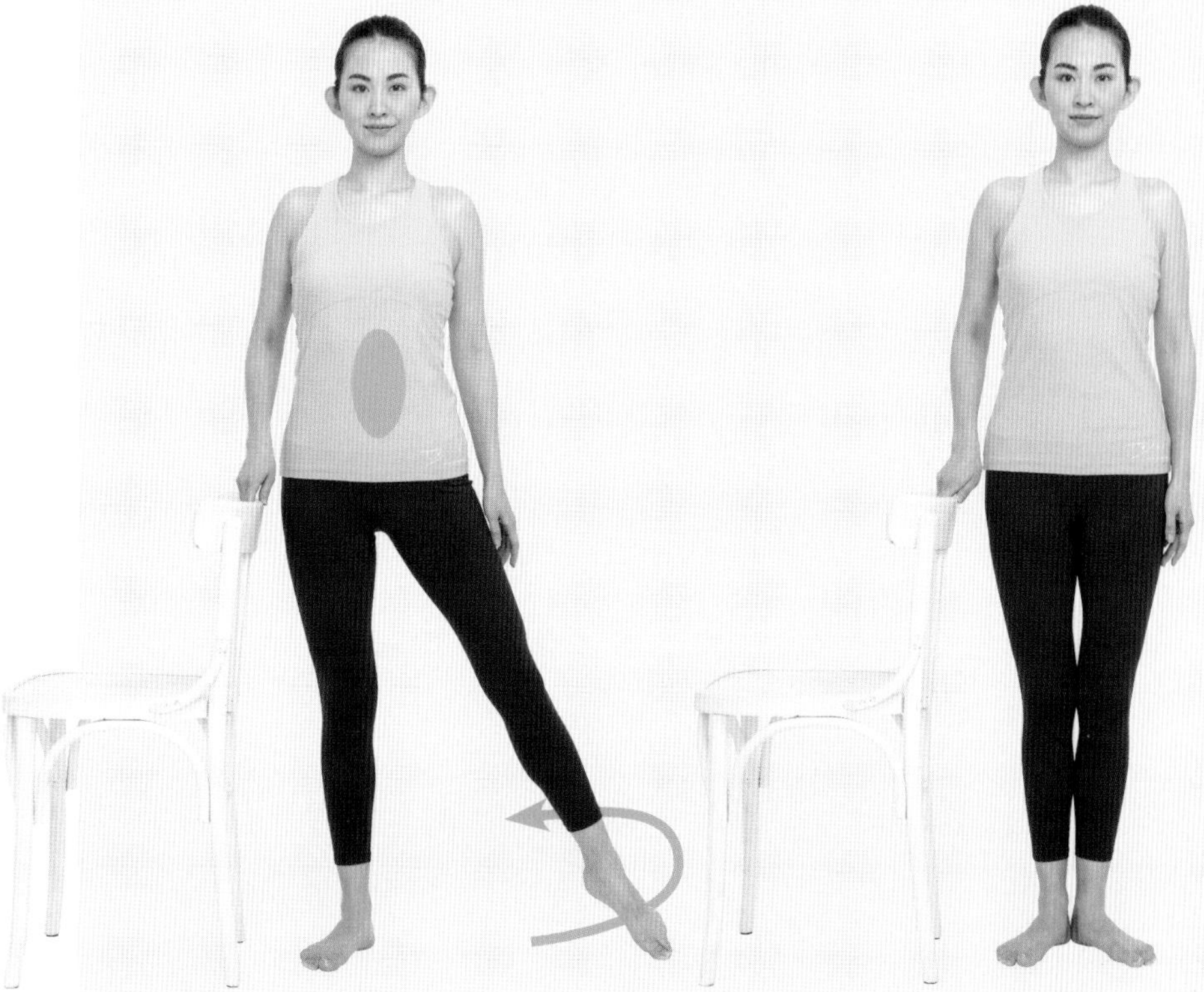

1 手すりを持って立つ

背もたれのある椅子や手すりを持って、かかとをつけてまっすぐ立ちます。

2 脚を回す

脚を前に出し、円を描きます。反対の脚でも同様に行ったら、次は反対回りで円を描きます。

| 脊柱起立筋 （30秒）

動画はここを CHECK

プランク

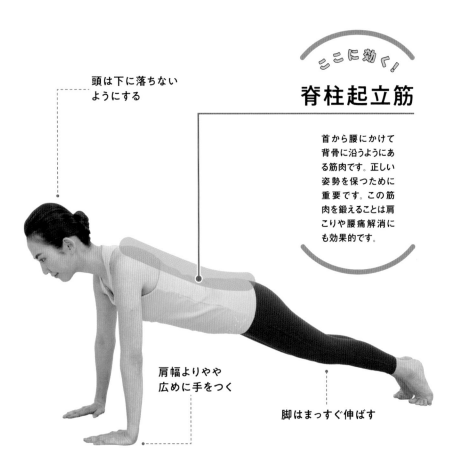

ここに効く！

脊柱起立筋

首から腰にかけて背骨に沿うようにある筋肉です。正しい姿勢を保つために重要です。この筋肉を鍛えることは肩こりや腰痛解消にも効果的です。

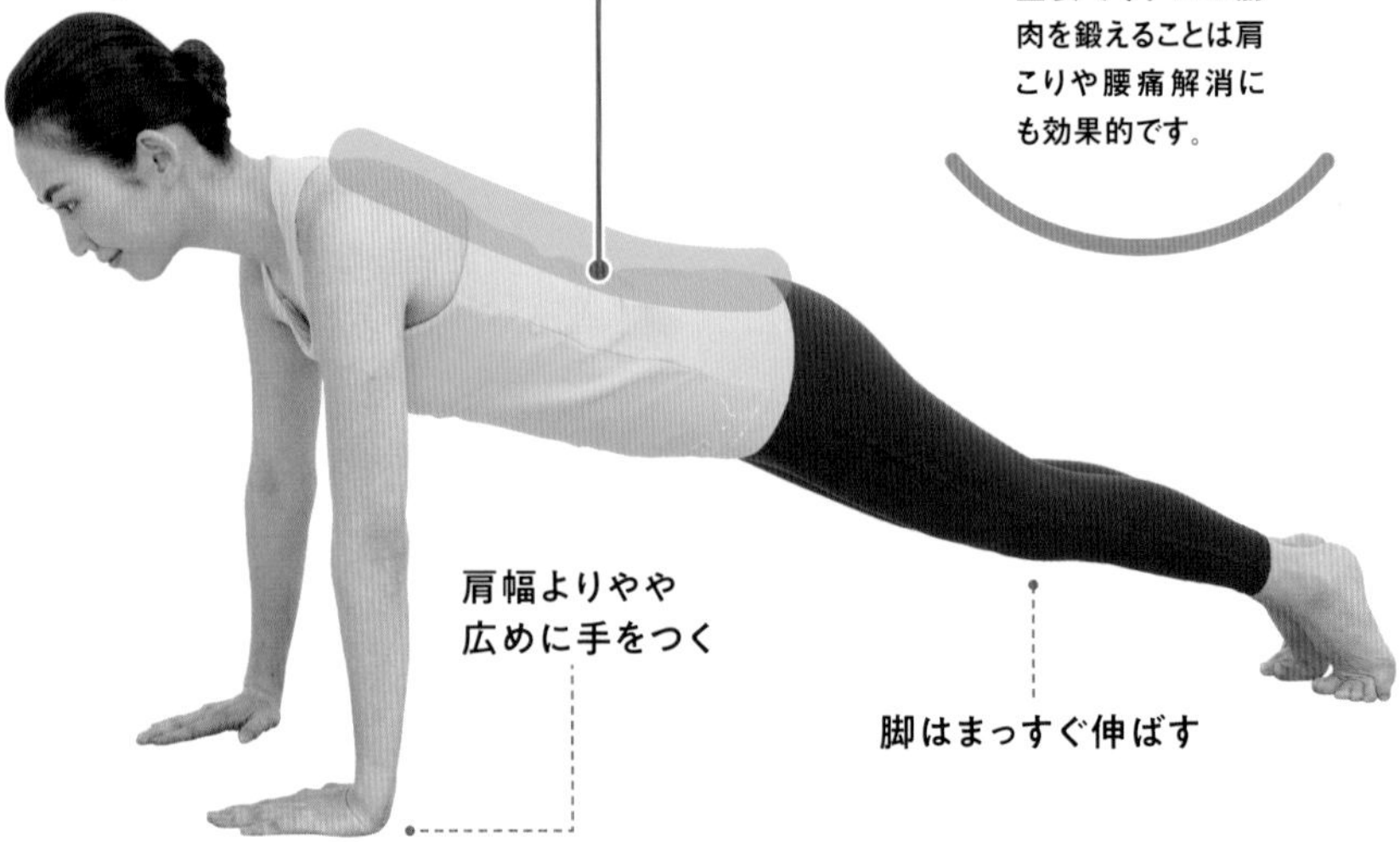
頭は下に落ちない
ようにする

1 手をついて脚を伸ばす

肩幅やや広めに両手を置いて、まっすぐ脚を伸ばします。頭が下がったり、お尻が上がったりしやすいですが、頭からかかとまで一直線になるように意識しましょう。

POINT

笑顔をキープ

歯を食いしばると力が入ってしまうので、できるだけ笑顔を意識して行いましょう。

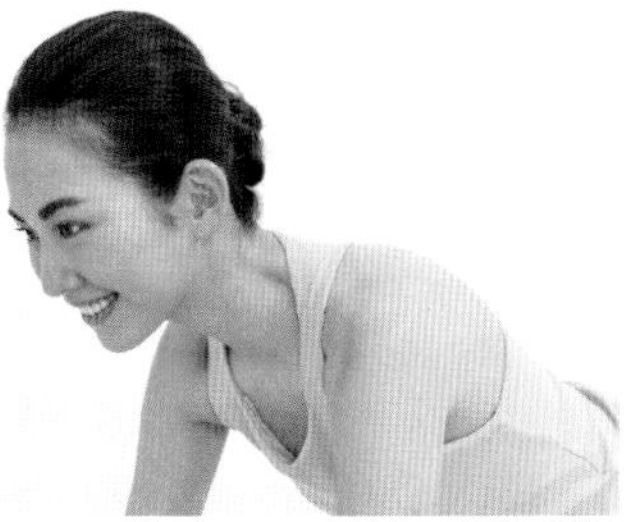

NG

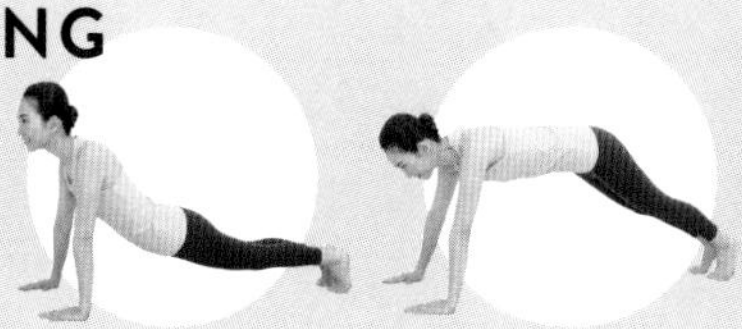

体勢がつらくなると、背中が反ってしまったり、お尻が上がったりしてしまいがち。まっすぐをキープしましょう。

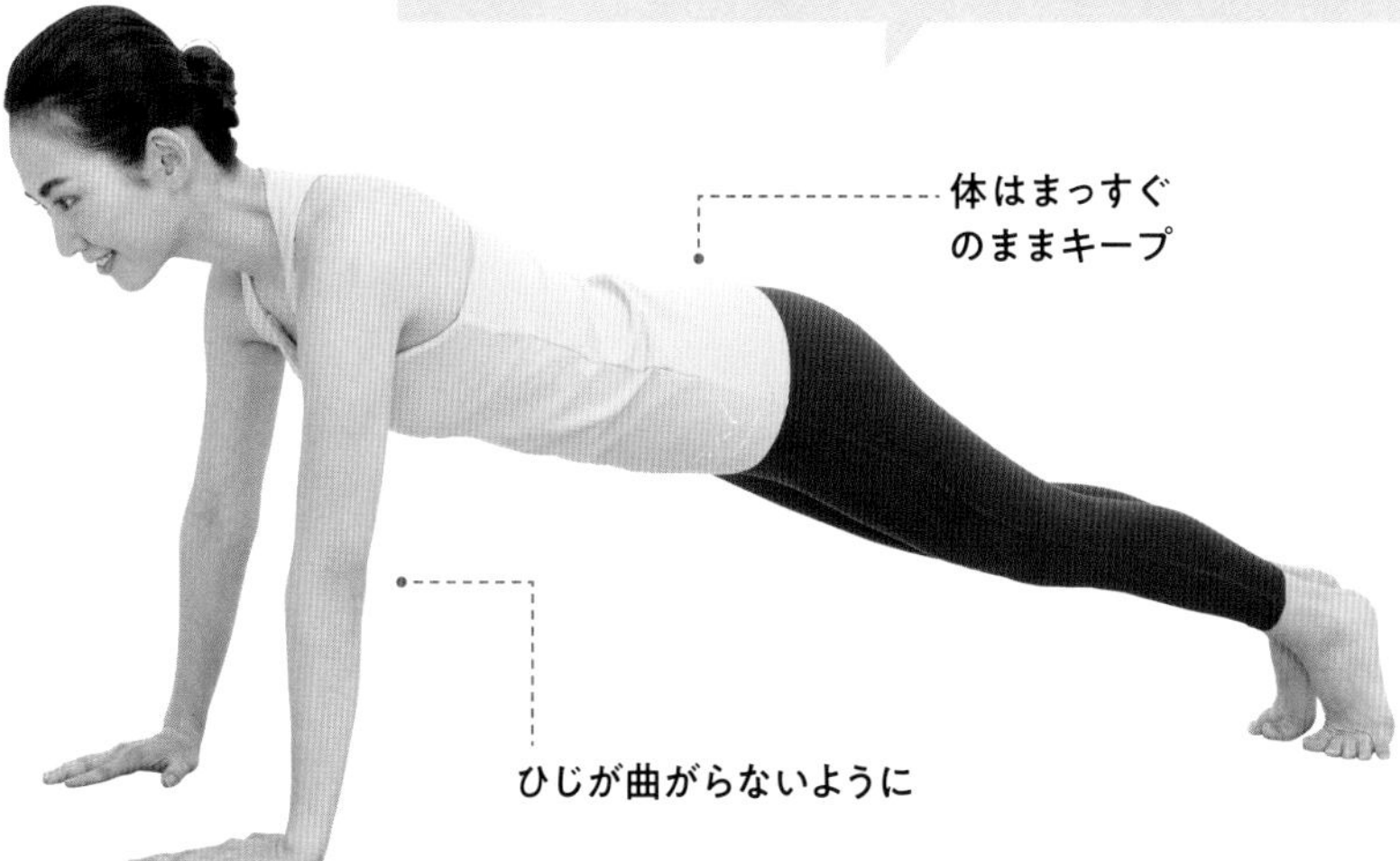
体はまっすぐのままキープ
ひじが曲がらないように

2 そのままキープする

つむじとかかとで長く引っ張り合うようなイメージで30秒そのままキープします。呼吸は自然にします。胸を広く開くイメージを意識しましょう。

差し替えトレーニング　脊柱起立筋　体幹を鍛えたい人に

A スイミング（30秒）

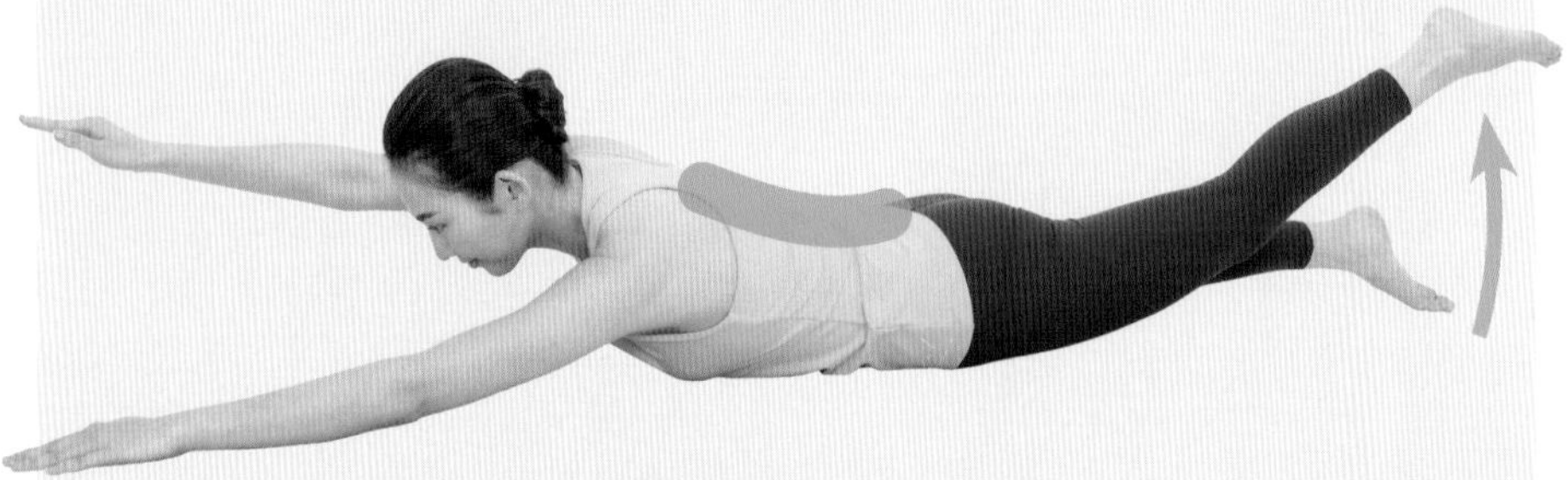

1 手と脚を交互に上げる

うつぶせになって、両手を前に伸ばします。右手を上げたら左脚、左手を上げたら右脚というように手脚を交互に上げます。

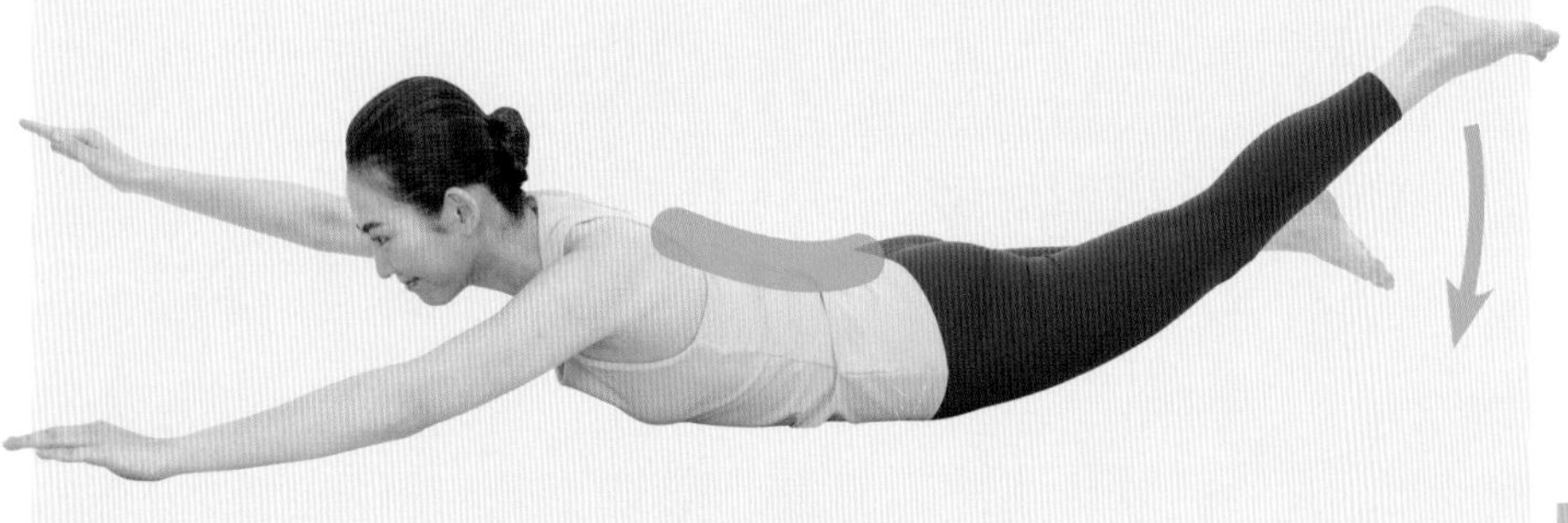

2 手脚を地面につけずに行う

頭の位置は背中の延長線上にくるようにキープ。手脚が地面につかないように行うと、脊柱起立筋に効果的に負荷がかかってよいでしょう。30秒続けます。

B うつぶせ上体起こし（100秒）

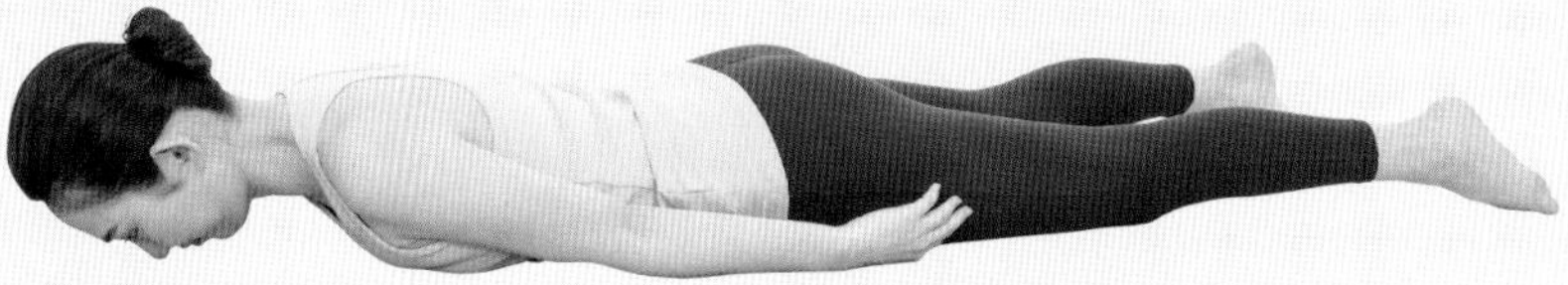

1 うつぶせになる

うつぶせになり、両手は体の横に置きます。脚はしっかり床につけ、背中を引き締めて肩は少し浮かせます。

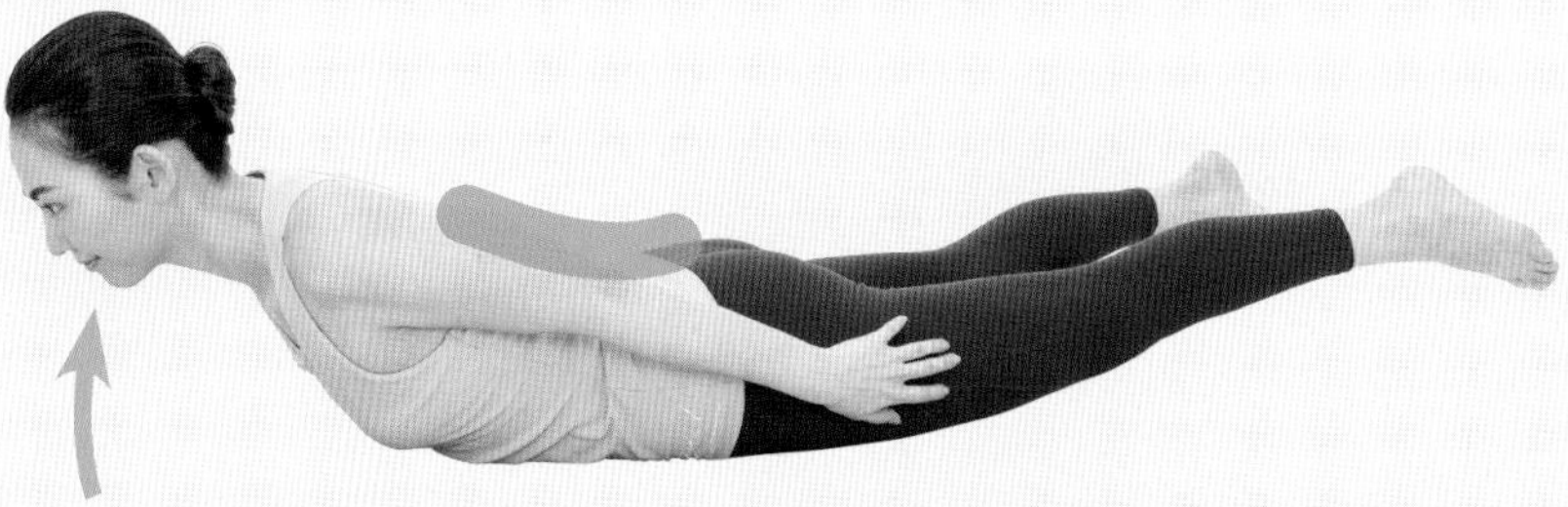

2 上体を起こす

脚は持ち上げず、息を吐きながら上体を起こします。息を吸って、吐きながらまた上体を下ろします。10回くり返します。

自分専用のプログラムを作ろう

運動後に「やりきった！」と達成感を得られるトレーニングが好みの人、反対に、運動することに慣れていないため、まずは動かしやすい範囲でトレーニングがしたい人……。人によって運動レベルやトレーニングの難易度の好みはさまざまです。また、トレーニングをするのにまとまった時間がとれる人、とれない人など、生活環境も人によって違います。**本書で紹介する姿勢筋トレーニングは自分の運動レベルや生活環境に合わせて、オリジナルのプログラムを作れるのが特長。無理なくトレーニングを行えるから続けられるのです。**

ここでは基本のプログラムのほか、１日の中でトレーニングを分散させる分散型プログラム、体が硬い人向けプログラムなど、５つのプログラム組み立て例を紹介します。これを参考に、自分にぴったりのプログラムを作ってみてください。

プログラム組み立て例

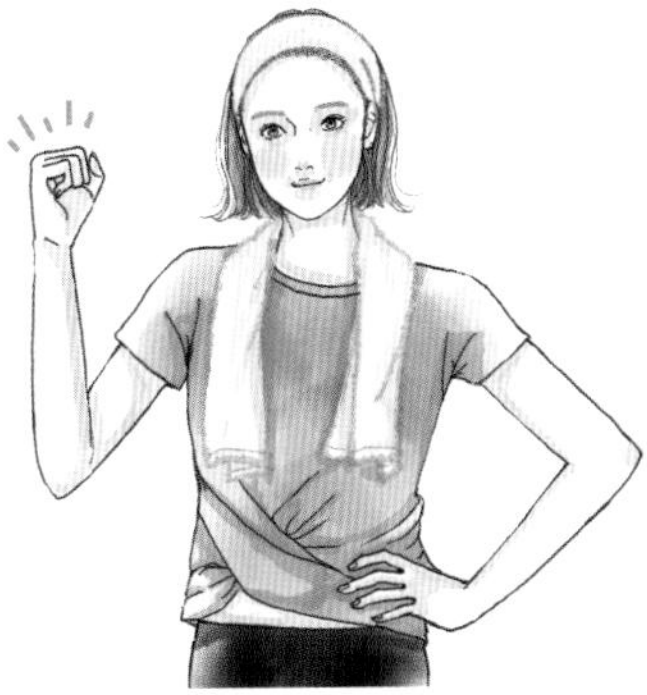

1

- □ とにかく基本を押さえたい
- □ 基礎から学びたい

→ 基本のプログラム P88へ

2

- □ まとまったトレーニング時間がとれない
- □ 朝と夜に分けてトレーニングしたい

→ 分散型プログラム P89へ

3

- □ 柔軟性に自信がない
- □ 体が硬くてトレーニングをあきらめたことがある

→ 体が硬い人向けプログラム P90へ

4

- □ 運動は得意なほうだ
- □ 運動をしてやりきった感覚が好き
- □ しっかりトレーニングしたい

→ しっかり系プログラム P91へ

5

- □ 仕事や家事で自分の時間があまりない
- □ すきま時間を生かしてトレーニングしたい
- □ あまりハードな運動は得意ではない

→ すきま時間トレプログラム P92へ

プログラム① 基礎を押さえたい人におすすめ

基本のプログラム

基本的な姿勢筋トレーニング7種。まずはここから始めましょう。

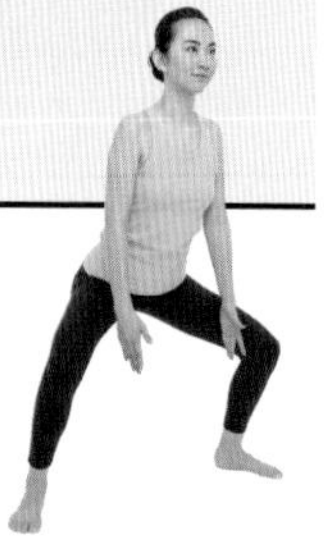

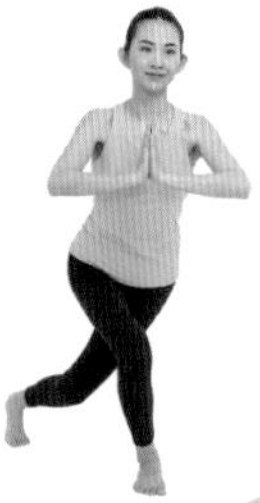

① 内転筋

SUMOスクワット → P58（80秒）

↓

② 臀 筋

クロススクワット → P62（40秒）

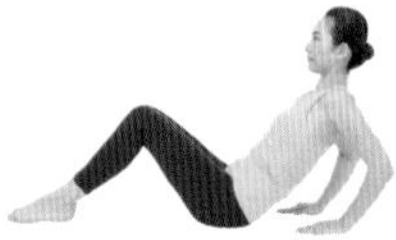

↓

③ 上腕三頭筋

二の腕引き締めトレーニング → P66（40秒）

↓

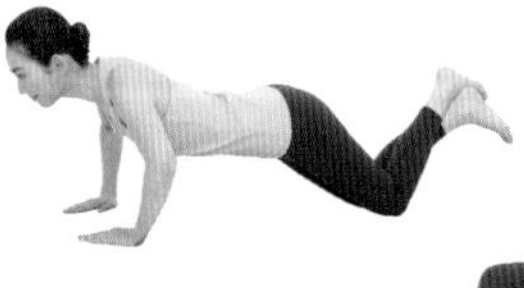

④ 大胸筋

プッシュアップ → P70（20秒）

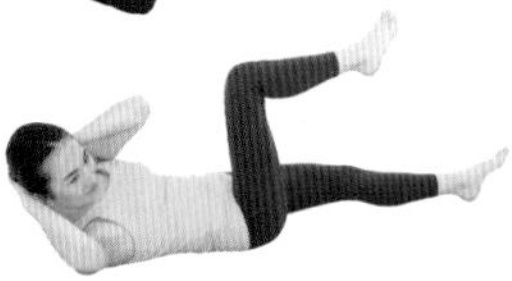

↓

⑤ 腹斜筋

寝たままくびれエクササイズ → P74（40秒）

↓

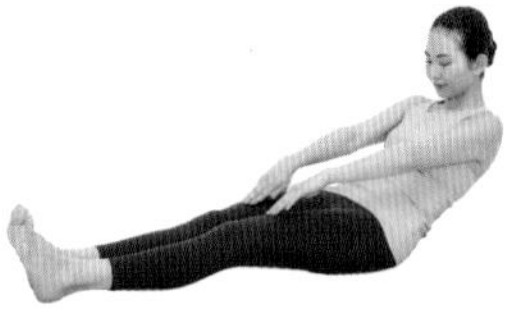

⑥ 腹直筋

上体たおし → P78（40秒）

↓

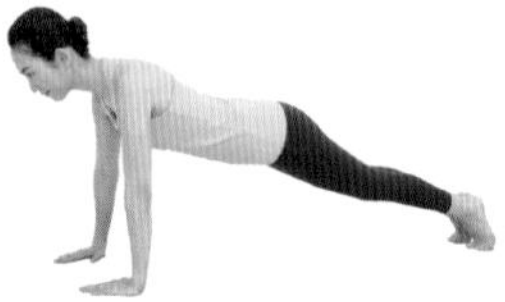

⑦ 脊柱起立筋

プランク → P82（30秒）

↓

Finish!

プログラム② まとまった時間がとれない人におすすめ

分散型プログラム

すべてヨガマットの上でできます。朝起きたときや寝る前などに。

1 内転筋
片脚内もも上げ → P60（60秒）

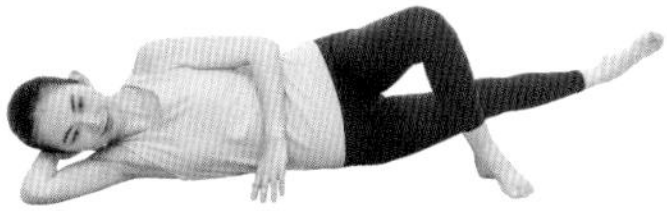

↓

2 臀筋
片ひざアップ → P65（60秒）

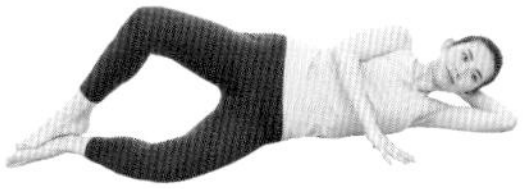

↓

3 上腕三頭筋
二の腕引き締めトレーニング → P66（40秒）

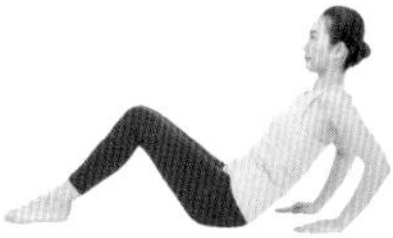

↓

4 大胸筋
あおむけでフライ → P73（40秒）

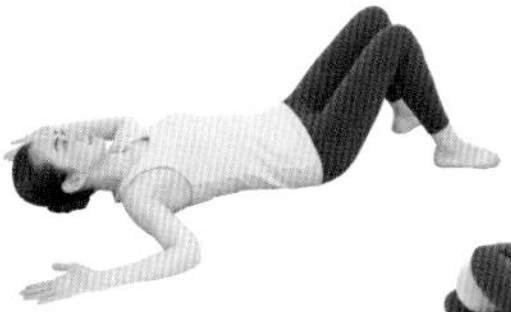

↓

5 腹斜筋
ボール挟みエクササイズ → P76（80秒）

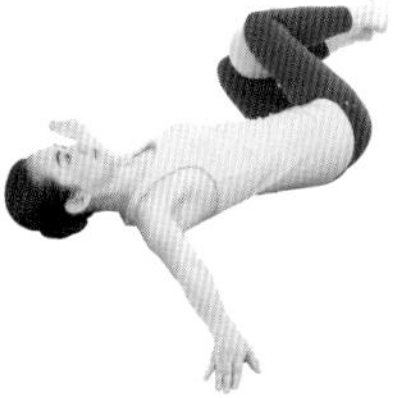

↓

6 腹直筋
上体たおし → P78（40秒）

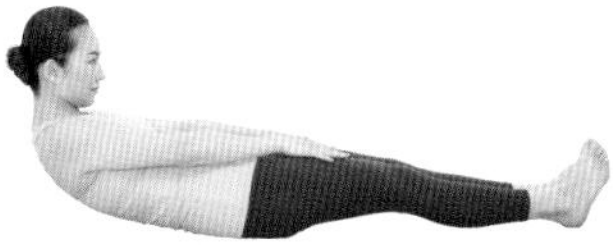

↓

7 脊柱起立筋
うつぶせ上体起こし → P85（100秒）

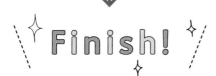

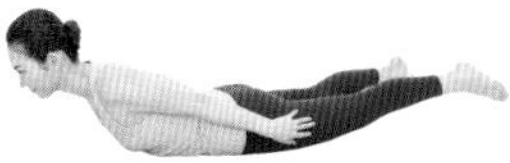

↓

Finish!

プログラム③　体が硬くてあきらめがちの人におすすめ

体が硬い人向けプログラム

股関節の柔軟性がなくてもできるトレーニングです。

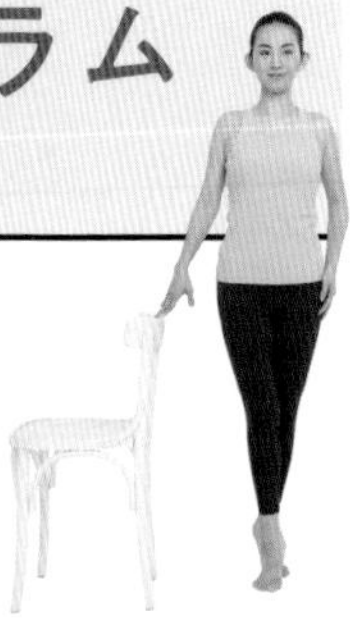

1 **内転筋**
かかとアップ → P61（40秒）

↓

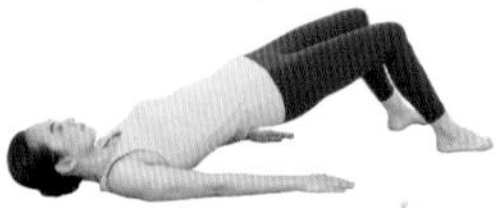

2 **臀筋**
お尻アップダウン → P64（30秒）

↓

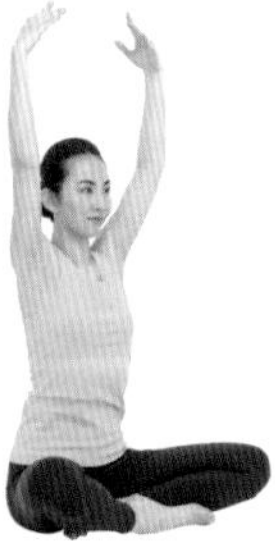

3 **上腕三頭筋**
バレリーナアームス → P69（80秒）

↓

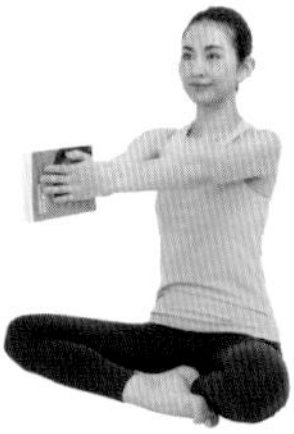

4 **大胸筋**
本を挟んで前へ → P72（40秒）

↓

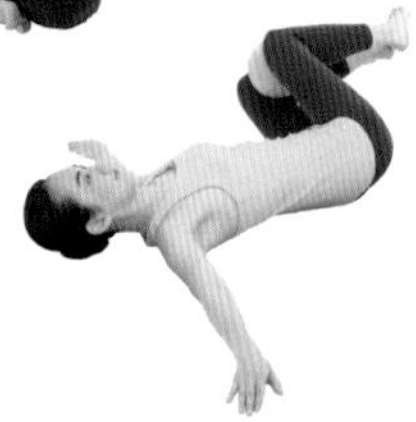

5 **腹斜筋**
ボール挟みエクササイズ → P76（80秒）

↓

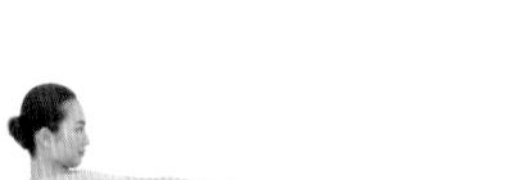

6 **腹直筋**
上体たおし → P78（40秒）

↓

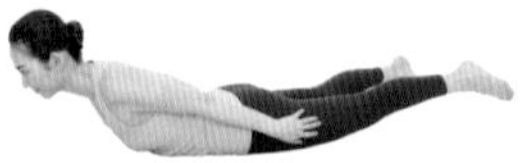

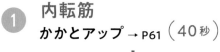

7 **脊柱起立筋**
うつぶせ上体起こし → P85（100秒）

↓

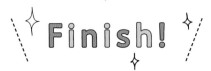

Finish!

プログラム④　運動が得意な人におすすめ

しっかり系プログラム

姿勢筋に負荷をかけやすいトレーニング。達成感がほしい人に。

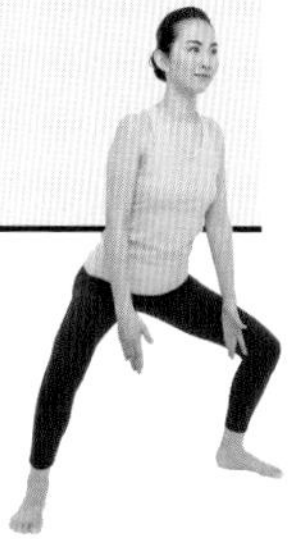

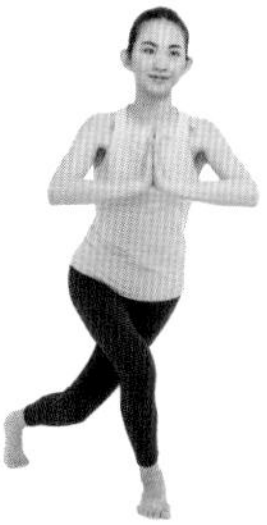

1 内転筋
SUMOスクワット → P58（80秒）

↓

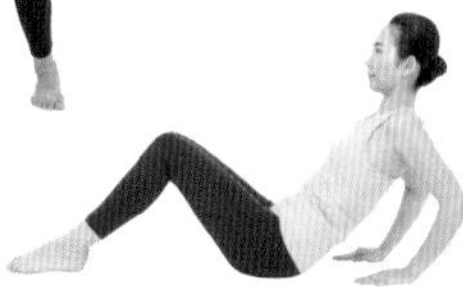

2 臀筋
クロススクワット → P62（40秒）

↓

3 上腕三頭筋
二の腕引き締めトレーニング → P66（40秒）

↓

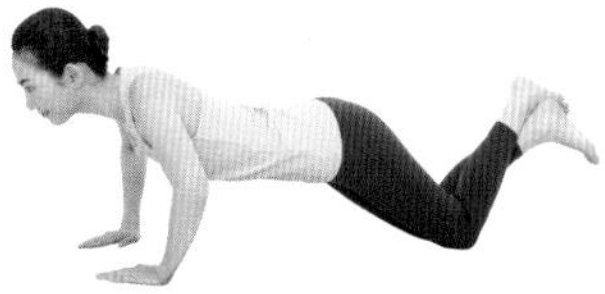

4 大胸筋
プッシュアップ → P70（20秒）

↓

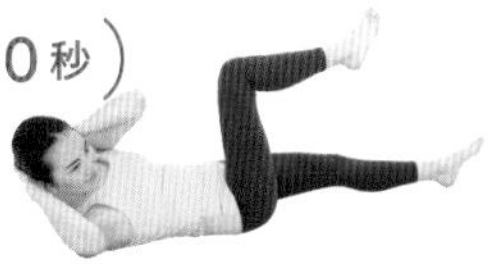

5 腹斜筋
寝たままくびれエクササイズ → P74（40秒）

↓

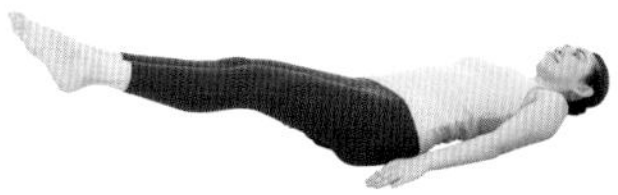

6 腹直筋
両脚下ろし → P80（80秒）

↓

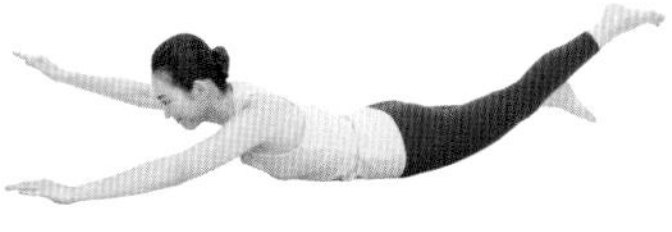

7 脊柱起立筋
スイミング → P84（30秒）

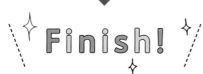

↓

Finish!

プログラム⑤　すきま時間を活用したい人におすすめ

すきま時間トレプログラム

あいている時間を有効に活用したい人に。

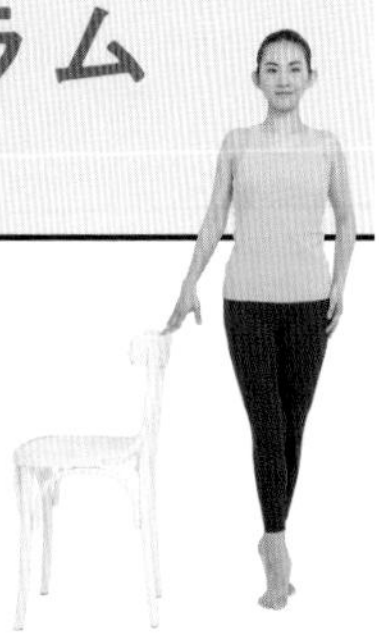

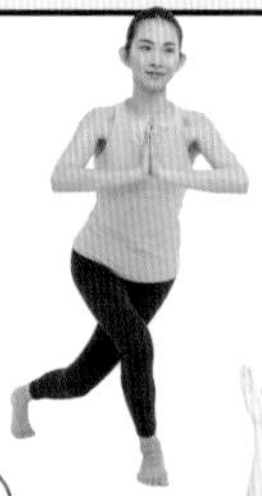

1 **内転筋**

かかとアップ → P61（40秒）

↓

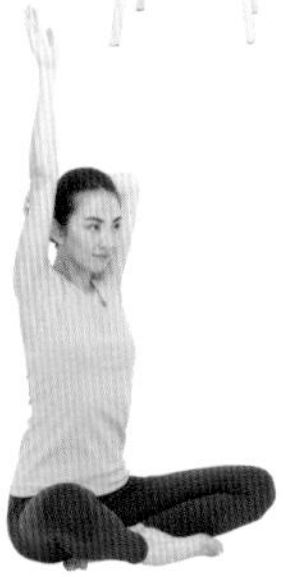

2 **臀 筋**

クロススクワット → P62（40秒）

↓

3 **上腕三頭筋**

スッキリ腕伸ばし → P68（60秒）

↓

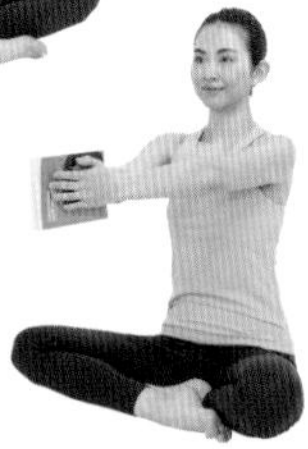

4 **大胸筋**

本を挟んで前へ → P72（40秒）

↓

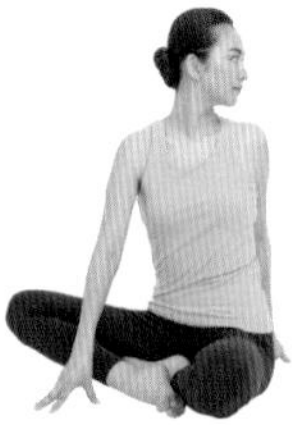

5 **腹斜筋**

あぐらでねじり → P77（40秒）

↓

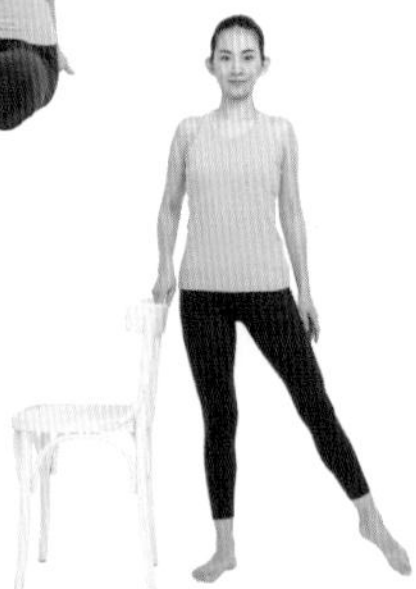

6 **腹直筋**

脚で円を描いて → P81（80秒）

↓

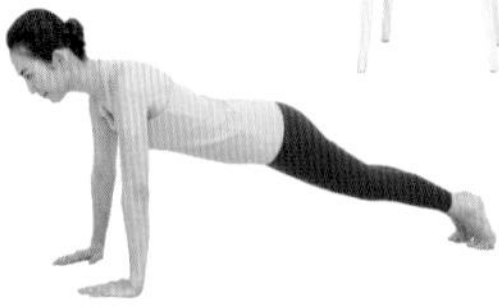

7 **脊柱起立筋**

プランク → P82（30秒）

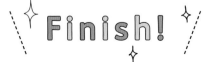

↓

Finish!

Column

日常で姿勢筋トレ③

バスタイムは最高の美姿勢タイム

体を洗いながらボディチェック

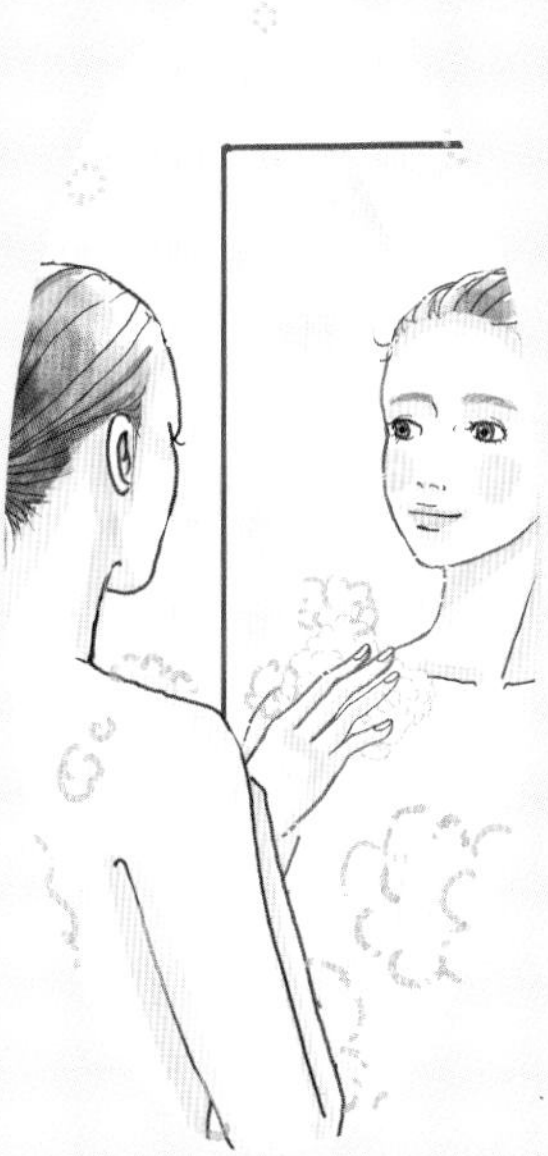

鎖骨のライン

姿勢が崩れると中心から外に向かって鎖骨のラインが上がっていきます。直線になっているか、確認しましょう。

バストトップの位置

美しいバストトップの位置は、肩からひじまでの中間です。それより下がっていたら、大胸筋トレーニング!（P70）

リラックスタイムで体のラインをチェック

バスタイムは裸になるうえに、バスルームには鏡もあるので、ボディラインが崩れていないかしっかりチェックできます。

鎖骨のラインが直線になっているか、バストトップが肩からひじまでの中間より下がっていないかを確認しましょう。

また、浴槽の中では体も温まり、体重も浮力で3分の1になるため、関節の可動域を広げる運動をするのにも適しています。

浴槽内でトレーニング

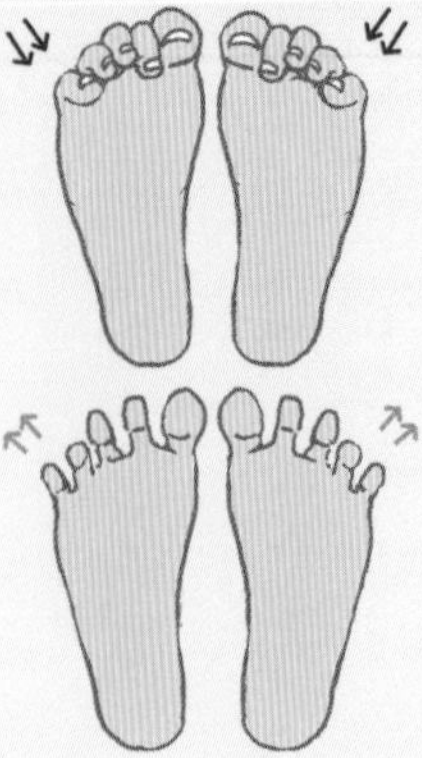

足の指グーパー運動

足の指をグー、パーと開いたり閉じたりします。指の開き方に左右差がある場合、均等になるまで続けます。

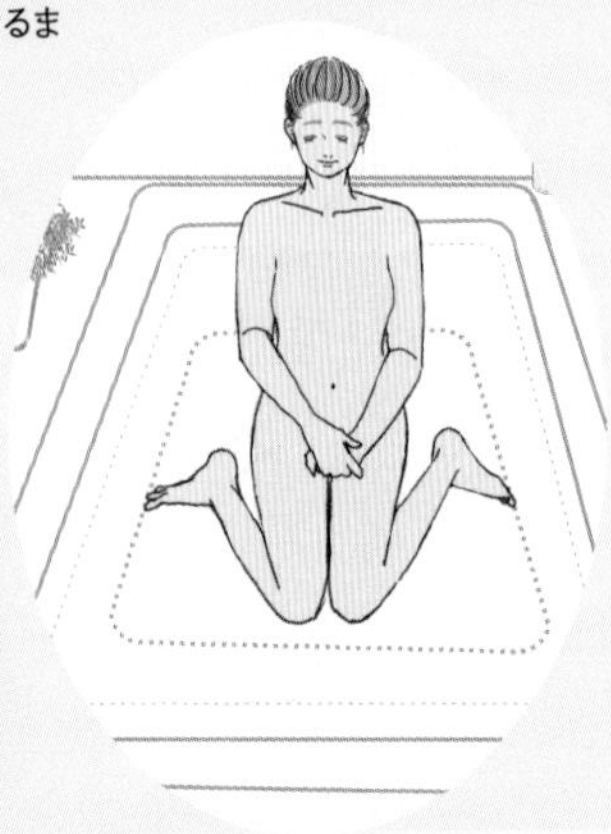

股関節の内旋運動

ひざから下を左右に広げ、お尻を地面につけて座る「ぺたんこ座り」は股関節を内側に回旋させ、関節可動域を広げます。浮力を使えば楽にできます。

シャンプー中は頭皮マッサージ

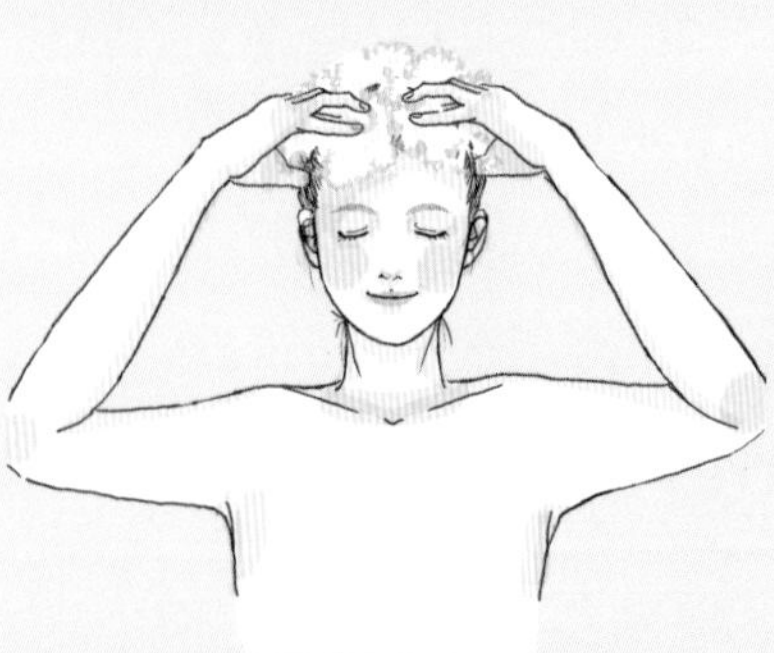

顔の延長にある頭皮をマッサージすると、表情筋が柔らかくなります。

お風呂上がりにバンザイ10回

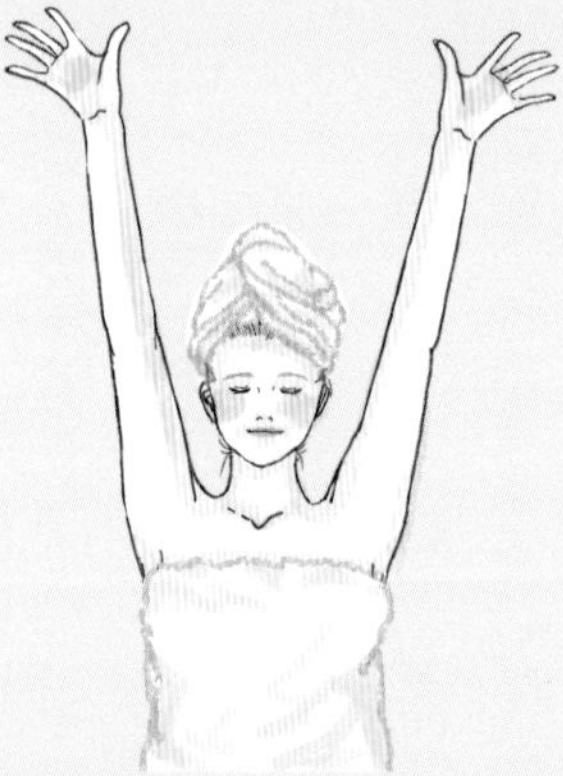

肩甲骨の動きが改善されます。肩こり解消につながります。

STEP
3

美姿勢ウォーキング

歩き方で美しさをキープ

美姿勢ウォーキングで美しさをキープする

ふだん自分がどのような姿勢で歩いているか知っていますか？　あまり意識していない歩くという動作ですが、じつは全身を使うとても重要な動き。しかし、意識せず悪い姿勢のまま歩くのはもったいないことです。**姿勢筋を整えて、ポイントを押さえるだけでかんたんに歩き方も美しく変えられます。**

まずは立ち方。足の裏はかかと、親指のつけ根、小指のつけ根の3点と、足指5点が床についていることを感じながら、つむじを上に引き上げるイメージで立ちます。歩き方は、かかとの面から着地することや、草履の鼻緒の部分を意識してうしろ足で蹴ることなど、いくつかのポイントを心がけます。これで美姿勢ウォーキングの完成です。**美しい歩き方を続けることで美しい体がキープできます。**

☑ 美姿勢ウォーキングチェックポイント

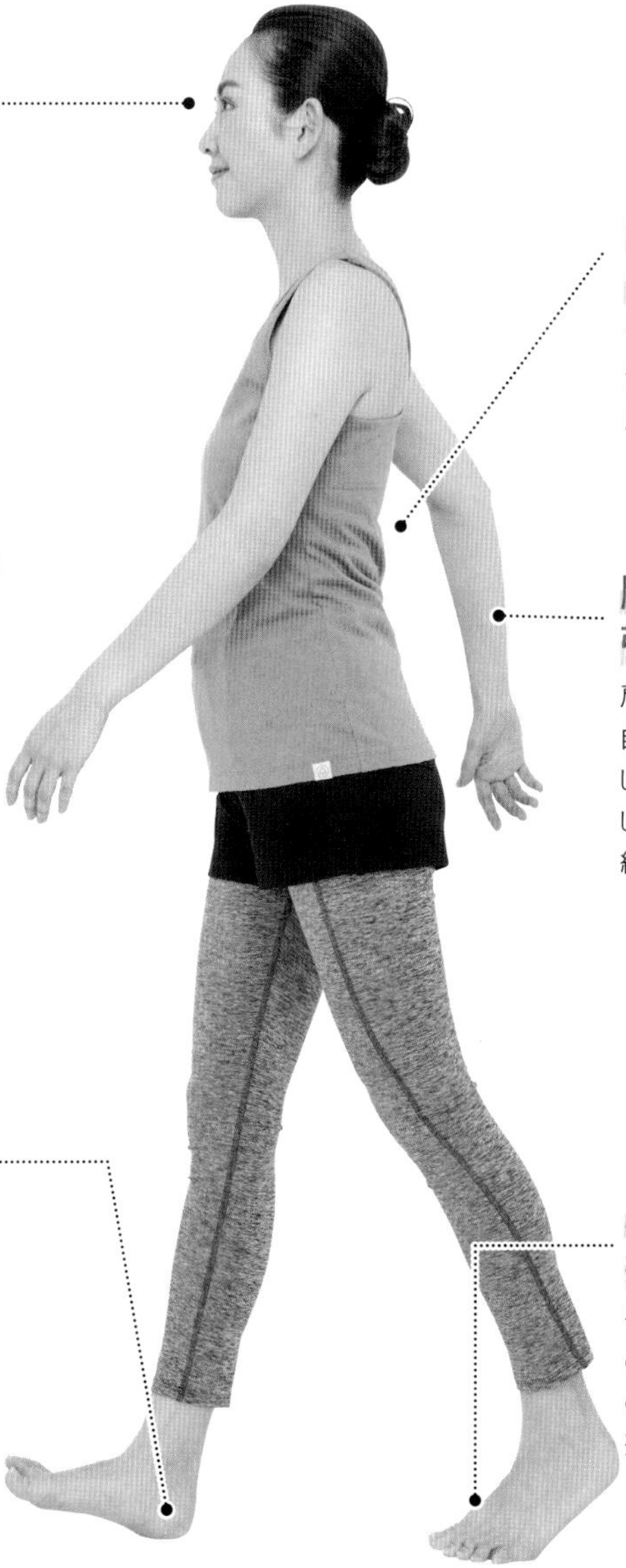

視線は前に向ける

あごは軽く引いて、まっすぐ前か少し上のあたりを見ます。頭はあまり揺れないようにします。

背筋はまっすぐ伸ばす

つむじを引き上げるイメージで、背筋を伸ばし、軽く胸を張ります。

1本の線を挟むように歩く

地面に1本の直線が引いてあることをイメージし、その線を両足で挟むように歩くことを意識します。

腕はうしろに引くことを意識

肩、腕の力は抜いて腕は自然と振ります。前に出した足と同じほうの腕はうしろに引いて、軽くひじは緩めます。

かかとは面からつく

着地するときはかかとの面（広い範囲）からつくことを意識します。足裏に自然と力が入り、足運びがスムーズになります。

鼻緒の部分を押すイメージ

うしろ脚は、草履の鼻緒の部分（親指と人さし指の股）を押すイメージで、進みます。

正しい歩き方に近づく3つの準備運動

3つの運動で、正しい動きに体を慣れさせましょう。

歩く前に必ず行う必要はありませんが、3つの運動をマスターすると、正しい歩き方を楽に行えます。全部やっても5分もかかりません。すきま時間にこまめに行うだけで、美しい歩き方にぐんと近づきます。

［ 3つの準備運動 ］

1 重心の移動

足を一歩踏み出すときは、頭からたおれるように一歩出します。体の重心をしっかり前に移動させるクセをつけるための運動です。

2 上半身をほぐす

肩関節の可動域が狭いと、スムーズに腕を振ったり正しい姿勢を保つことができません。しっかりほぐして可動域を広げましょう。

3 下半身を伸ばす

歩く際は股関節から脚を大きく動かす必要があるので、下半身の可動域をしっかり伸ばす必要があります。ケガの予防にもなります。

1　重心の移動

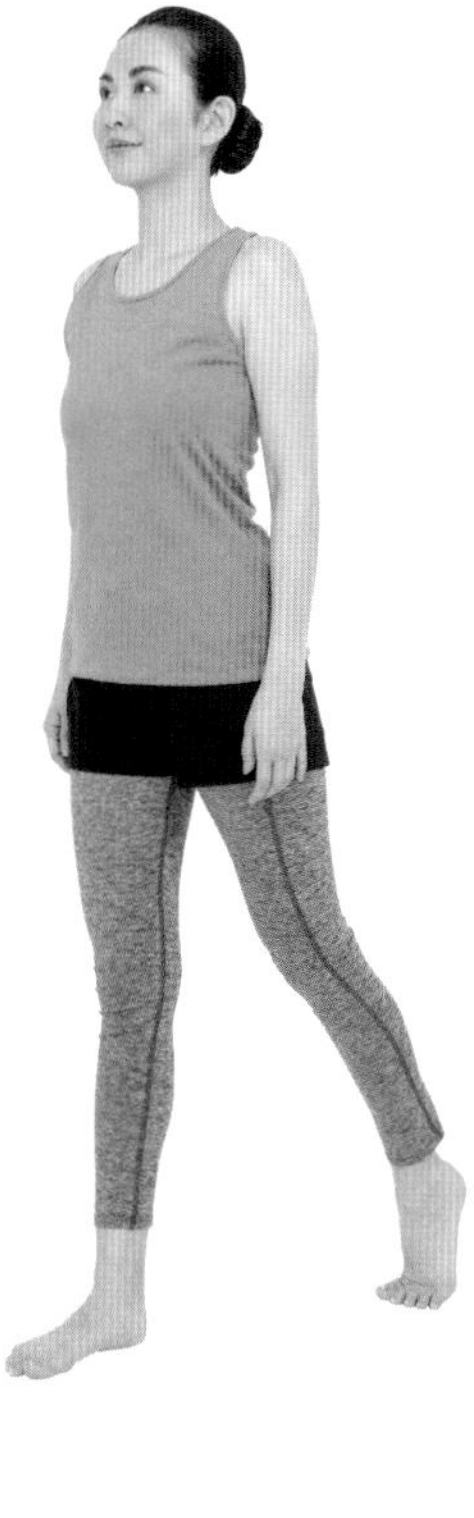

1 意識して重心を前へ

前に重心を置くことを意識して、一歩踏み出します。前の脚に体重をかけて、うしろ脚はかかとを上げた状態にします。

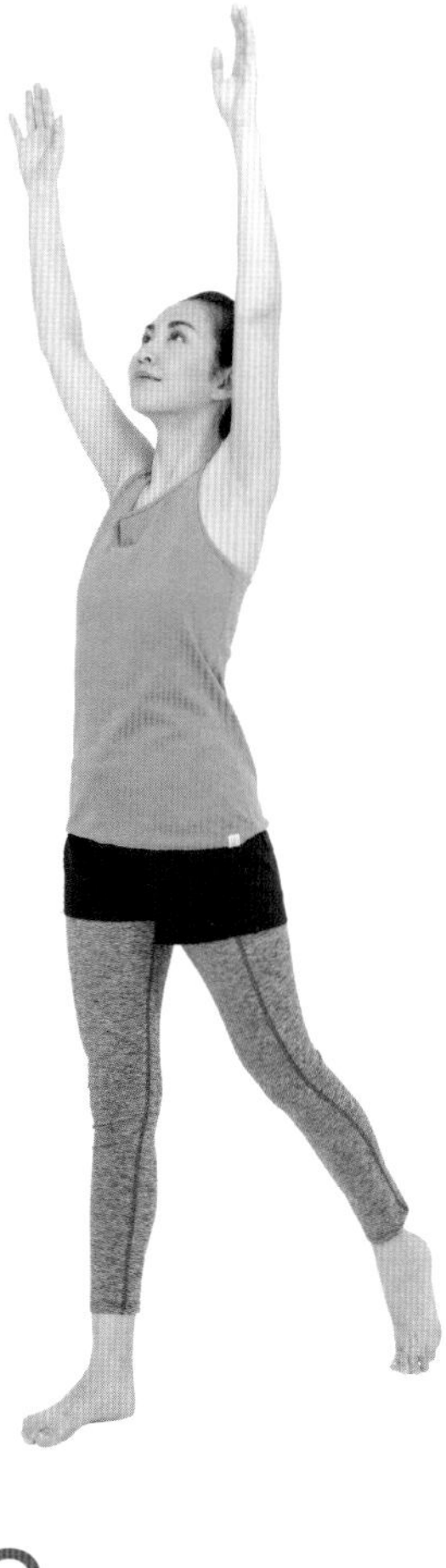

2 バンザイをする

両手をバンザイしながら1と同じように一歩前に踏み出します。バンザイすることで胸を引き上げて、体の前面が広がるイメージです。

2　上半身をほぐす

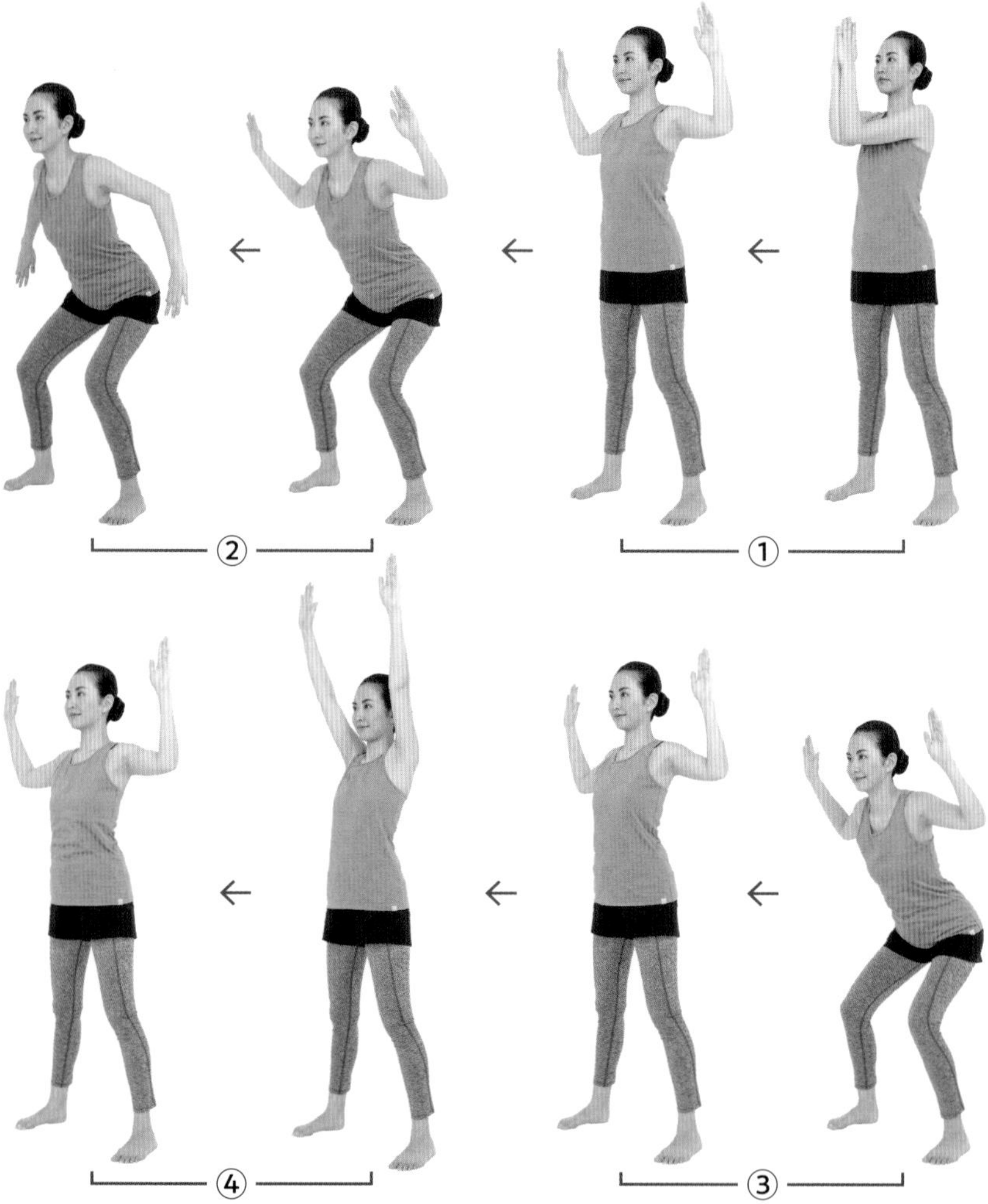

肩の関節を動かす

①視線の位置で両手を合わせ、ひじが下がらないように腕を開きます。②ひざを曲げて、ひじを曲げたまま両手を下げます。③両手を上げてひざを伸ばし、④両手を伸ばします。①の最初の体勢に戻ります。

3　下半身を伸ばす

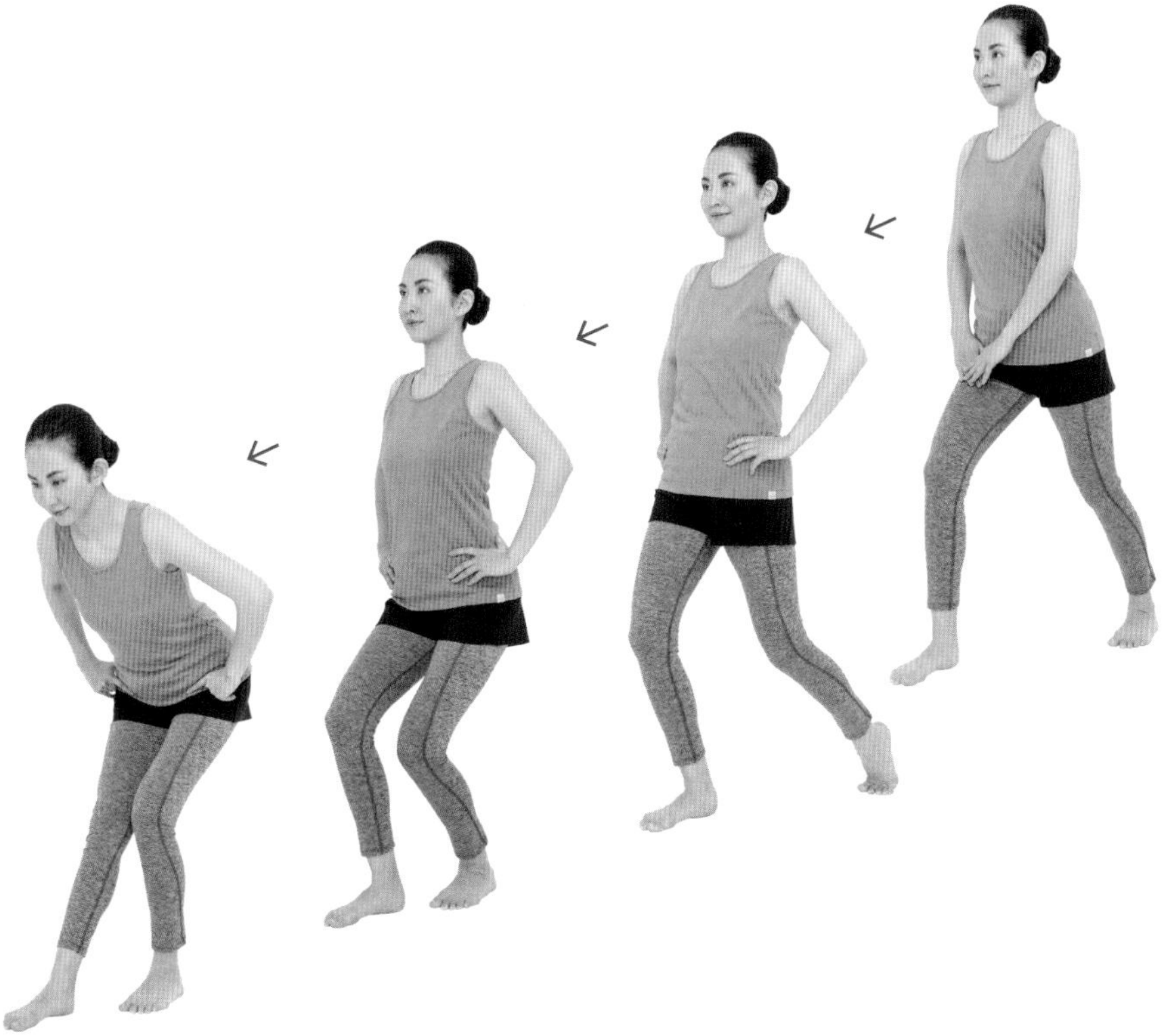

1　ふくらはぎを伸ばす

脚を前後に開き、両手を前の脚の上に置きます。つむじからうしろ脚のかかとまでが一直線になるよう意識を。

2　脚のつけ根を伸ばす

腰に手を当てて、うしろ脚のかかとを上げます。うしろ脚の骨盤を前に出します。

3　うしろ脚を伸ばす

脚を引き寄せて、お尻がうしろ脚のかかとの真上にくるよう意識して両ひざを曲げます。

4　ももの裏側を伸ばす

人差し指を脚のつけ根に置いて、それを挟むように腰を曲げてお尻を突き出します。

正しい歩き方

Check 1

足のつき方

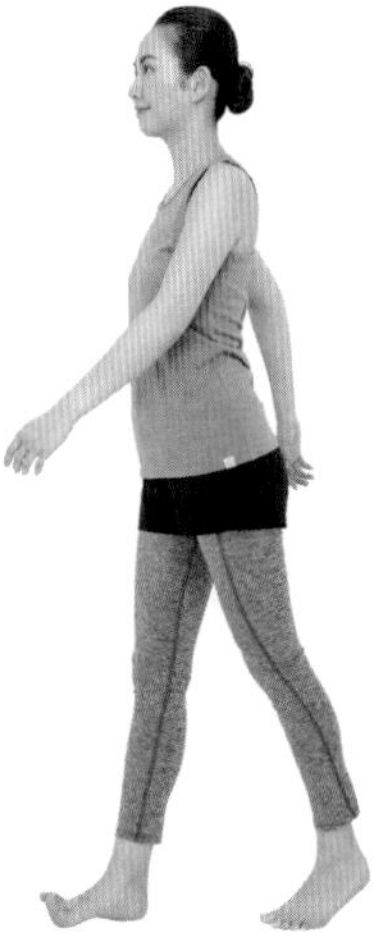

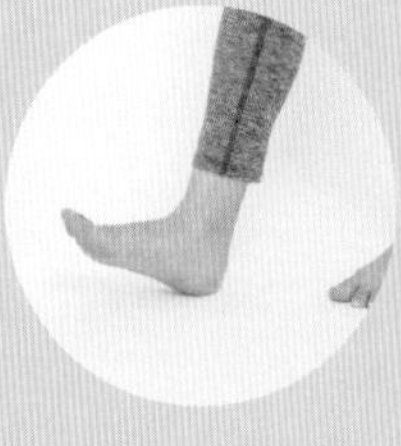

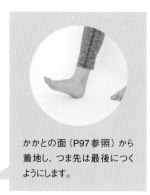

かかとの面（P97参照）から着地し、つま先は最後につくようにします。

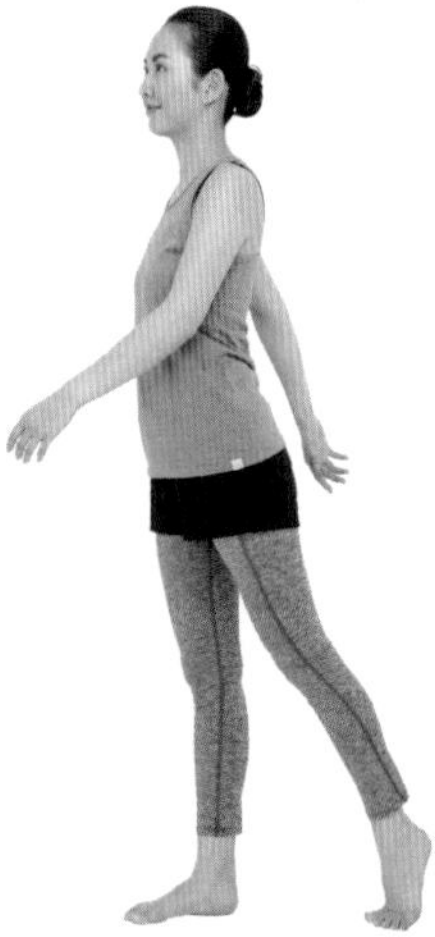

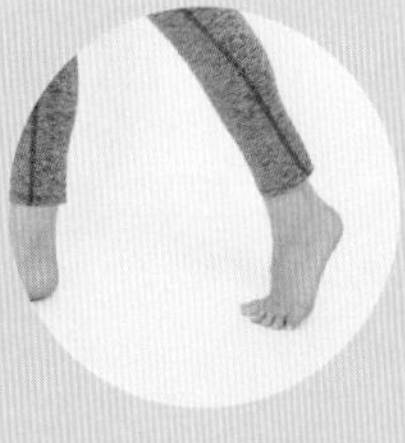

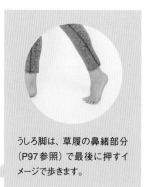

うしろ脚は、草履の鼻緒部分（P97参照）で最後に押すイメージで歩きます。

かかとの面から着地する

一歩踏み出した足のつま先は上げ、かかとの面で上から押さえ込むようなイメージで着地します。足の着地は、かかとの面、足裏、足指の順でつきましょう。

Check 2

体のねじり方

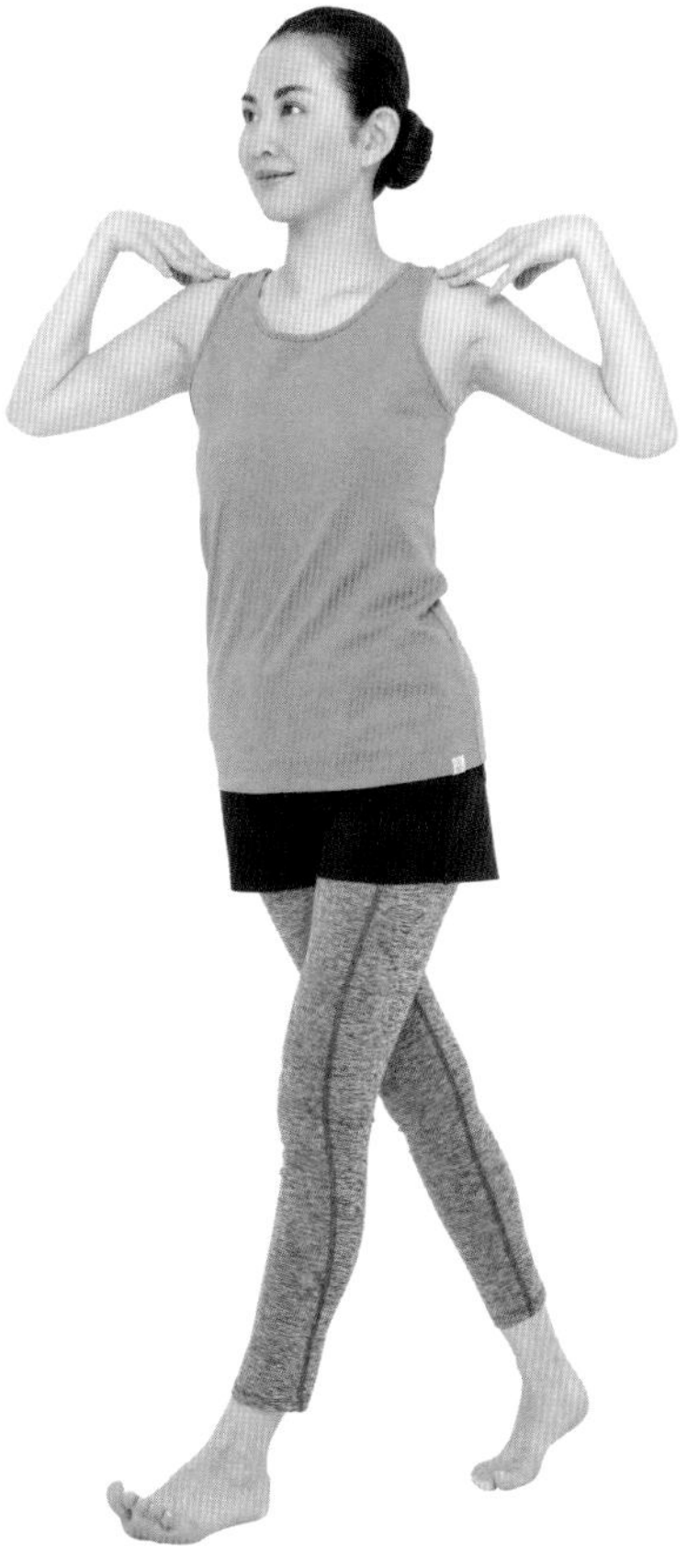

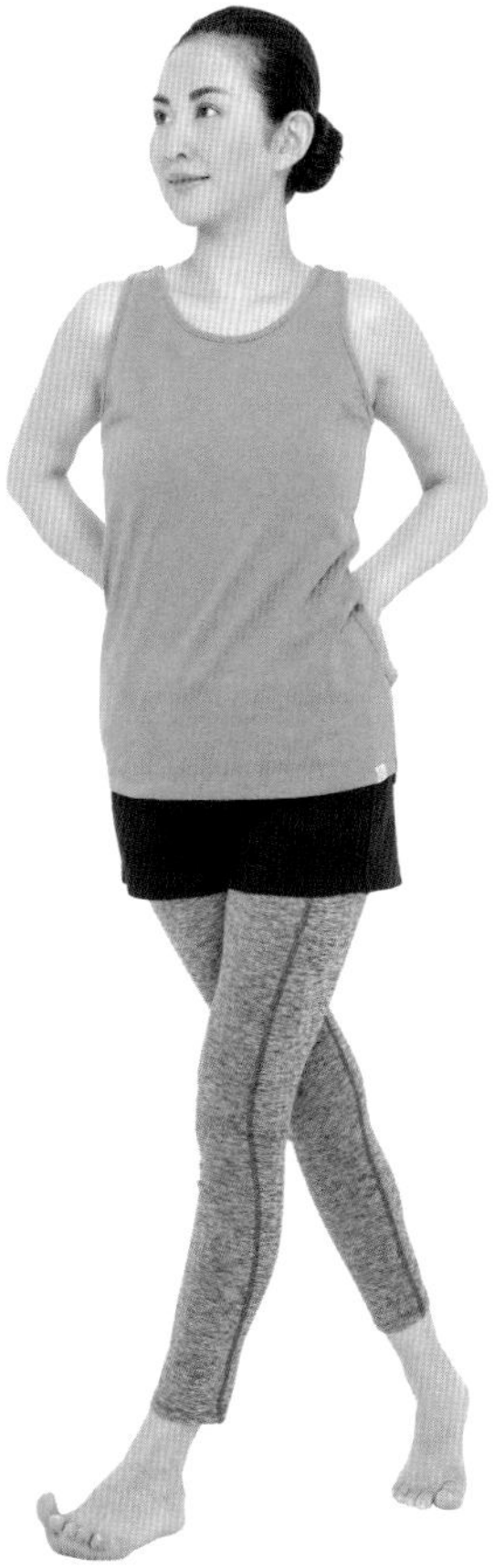

1 手を肩に置く

両手を肩の上に置いて、ひじを肩の高さにして横に張ります。左脚を前に出したら、左肩をうしろに引いてねじります。前の脚はかかとの面から着地させます。

2 両手を腰に置いて、体をひねる

両手を腰の上に置いて、1と同じように左脚を前に出したら左肩をうしろに引きます。うしろ脚は最後に鼻緒部分で押すように歩きます。

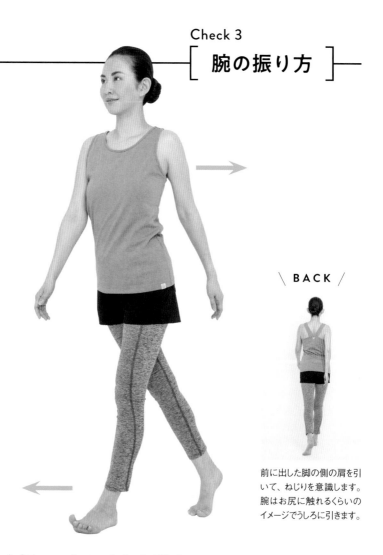

Check 3

腕の振り方

＼ BACK ／

前に出した脚の側の肩を引いて、ねじりを意識します。腕はお尻に触れるくらいのイメージでうしろに引きます。

腕を振ってねじりを意識する

自然に腕を振ってねじりを意識し、歩きます。視線はまっすぐ前をキープしましょう。

↓

美姿勢ウォーキング完成

\ ARRANGE /

段差があるときの歩き方

NG

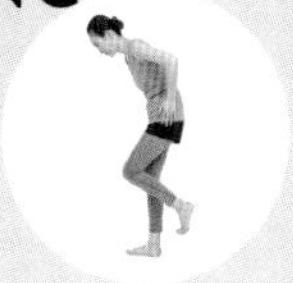

前傾姿勢になると、下にばかり視線がいってしまい美しい姿勢になりません。

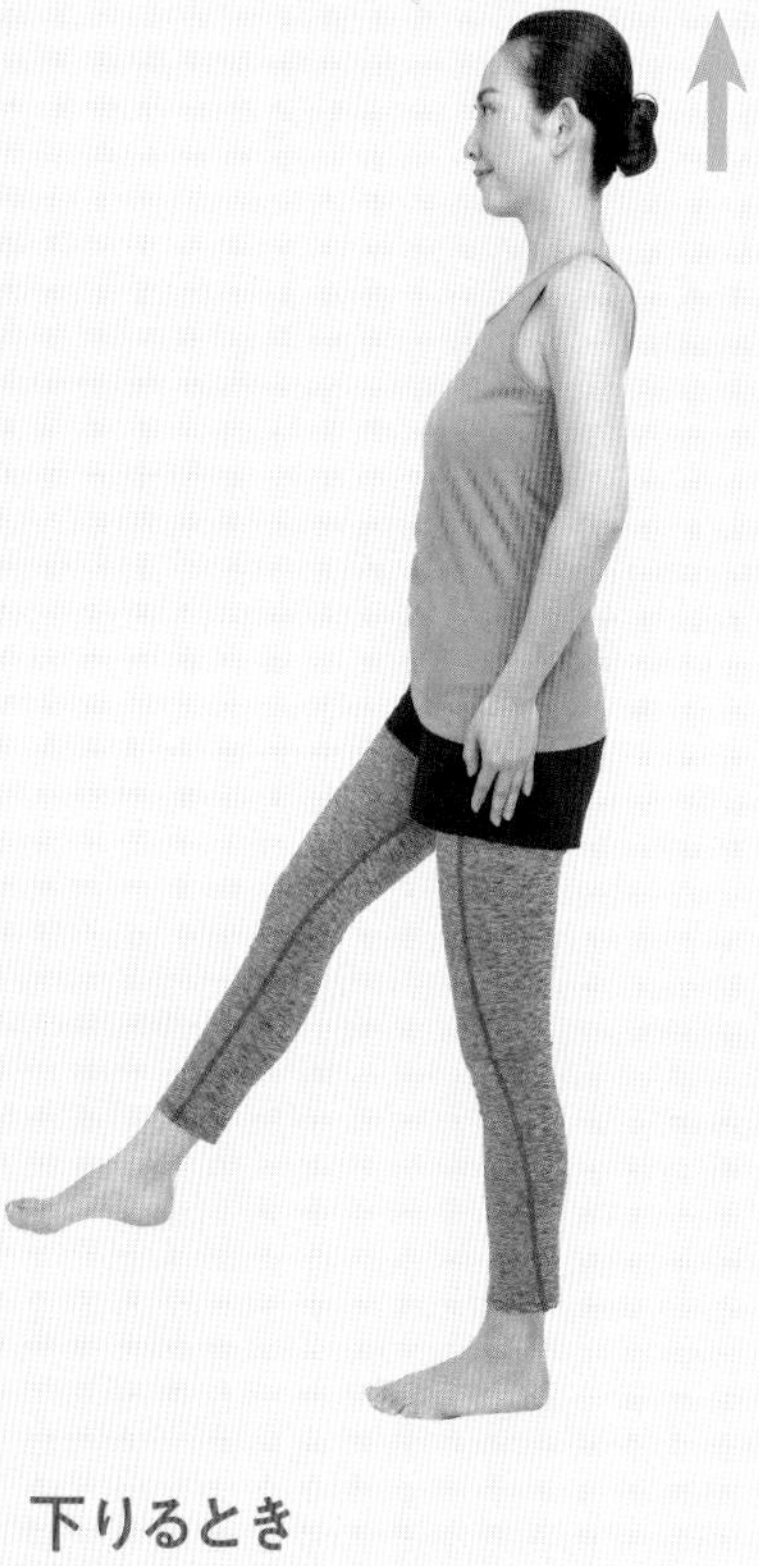

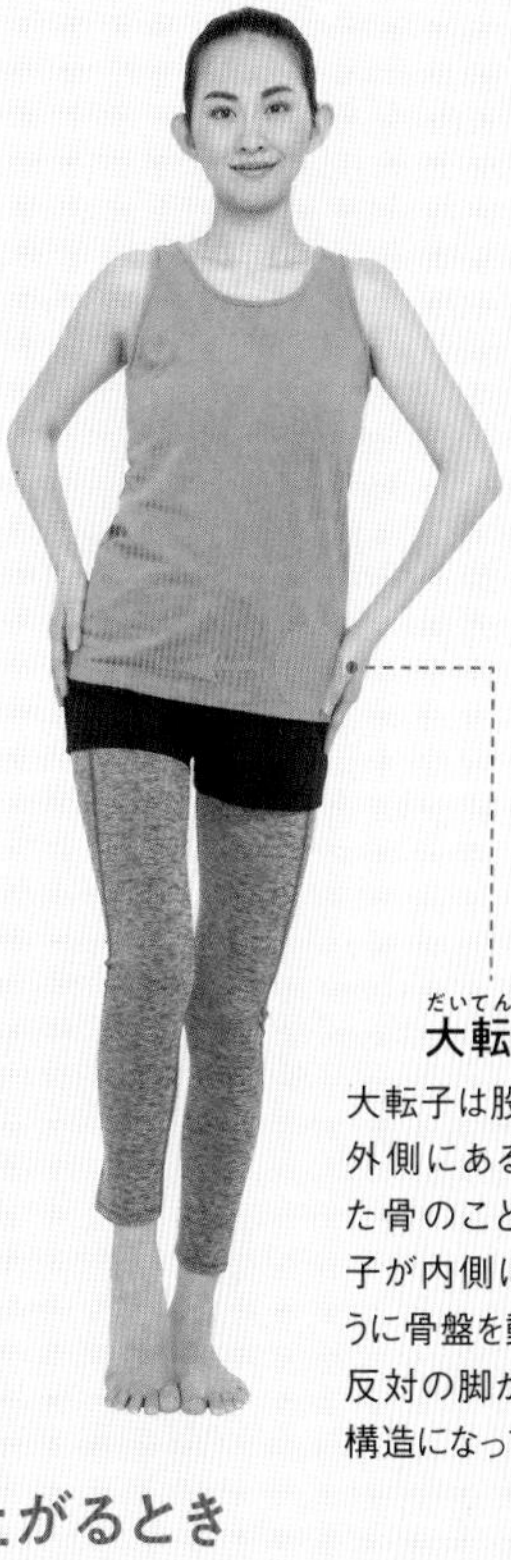

大転子《だいてんし》

大転子は股関節の外側にある突起した骨のこと。大転子が内側に入るように骨盤を動かすと、反対の脚が上がる構造になっています。

下りるとき

下りるときは、上に体を引き上げることを意識します。上半身がつむじから引き上げられるイメージで、体重をうしろ脚に残したまま着地します。

上がるとき

骨盤のすぐ下にある出っ張った骨が大転子。軸足の大転子が内側に入るように意識しながら、段差を上がります。

トレーニングに取り組んだらカレンダーにマーク。取り組めなかった日も忘れず記録を。

5	6	7
12	13	14
19	20	21
26	27	28

月

コピーして
毎月トレーニングの
記録をとって
みましょう!

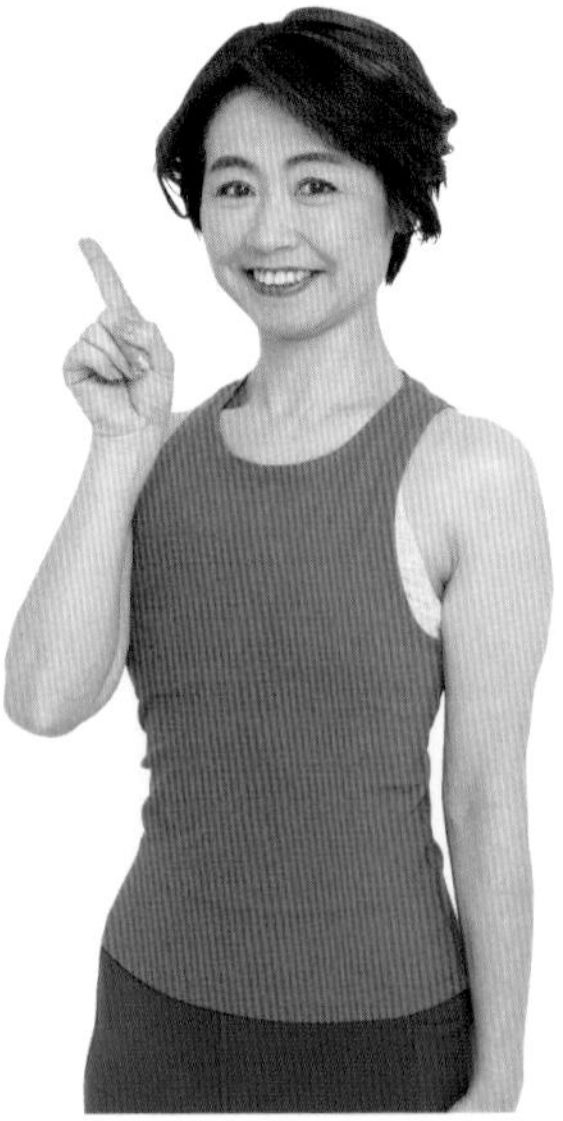

目標達成→◎
1つでも取り組めた→○
今日はお休み→×

姿勢筋トレーニングチェックシート

1	2	3	4
8	9	10	11
15	16	17	18
22	23	24	25
29	30	31	

美姿勢になるための 目標シート

1～4週の目標を設定して、目標達成のためにがんばりましょう。

月の目標

[　　　　　　　　　　　　　　　　]

1週目 やることリスト

できたらチェック

- ☐
- ☐
- ☐

2週目 やることリスト

できたらチェック

- ☐
- ☐
- ☐

3週目 やることリスト

できたらチェック

- ☐
- ☐
- ☐

4週目 やることリスト

できたらチェック

- ☐
- ☐
- ☐

ふりかえり 反省点や気づいたことなど

次の目標を書き出そう！

-
-
-

Epilogue

〝鏡に映る自分に心が躍る！
お気に入りの服を美しく着こなし、
新しいことにチャレンジしたくなる！〟

そんなワクワクした日々を、40代・50代の女性に送ってほしい。
長い間、家族や仕事、そして子育てを最優先にし、自分自身を後回しにしてきたあなた。
そんなあなたに、あなた自身をいちばんに考える時間を持ってほしいのです。

「がんばらなくてもキレイになれる！」

これが私からのメッセージです。美しさを追求するために、つらい思いをする必要はありません。本書で紹介した「美姿勢プログラム」は、時間のない方や、運動が苦手な方も想定して開発しました。すきま時間にこのプログラムを行うだけで、姿勢筋にダイレクトにアプローチでき、かんたんに美しい体を手に入れられます。

たしかに、私たちの体は年齢とともに変わります。しかし、「もう若くないから……」とあきらめる必要はどこにもありません。

「キレイになりたい」という思いがある限り、何歳からでも美しくなれるのです。

本書を通じて、あなたの体に少しでも変化を感じ、美しくなれたと感じていただけたなら、それが何よりの喜びです。体が変わり、心が変わり、そして、あなたの人生がより豊かなものに変わっていく。それを心から願っています。

本書は、高橋書店の松澤春花さんが企画段階から熱心に支えてくださったことで出版が実現しました。バブーン株式会社の矢作さんと茂木さんは、出版について何も知らない私を温かく迎え入れ、知識と勇気を与えてくださいました。また、これまで『美姿勢ボディメイク®プログラム』を受講されたみなさんは、それぞれの美しさを追求し、素晴らしい成果を示されました。このプログラムの開発のきっかけをくださった小林正弥・麻祐子ご夫妻、そして多くの方々のご支援ご尽力に心から感謝します。

40代・50代の女性が自分史上最高に美しくなる！　さあ、あなたが美しくなる番です。

スタジオＣＵＯＲＥにて　津久井 友美

著者

津久井友美　つくい ともみ

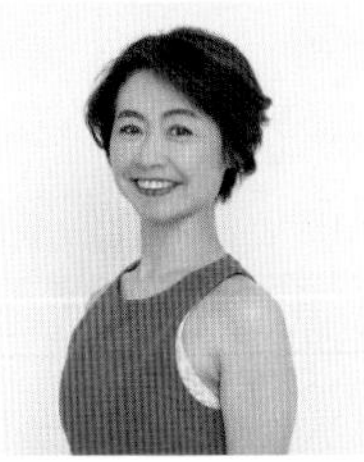

1967年生まれ。美姿勢ボディメイク®プログラム主宰。
指導歴33年で20万人以上を指導。
ヨガ・ピラティス・ウォーキングスペシャリストなど16の資格を持つ。46歳のとき、自身の体のラインの崩れを実感。しかし、姿勢筋にアプローチすることで、年齢を重ねながらも体のラインを取り戻した。その体験をきっかけに、40代・50代の女性が自分史上最高に美しくなれる『美姿勢ボディメイク®プログラム』を開発。姿勢筋にフォーカスしたこのプログラムで、体の変化を感じる女性が続出している。40代・50代の女性たちに変化と輝きをもたらし続け、「美しさはいつからでも育むことができる」というメッセージを伝え続けている。

ベストボディ・ジャパン　2年連続日本大会出場(2021年・2022年)
YouTube「50代からの美姿勢ちゃんねる」登録者数3万人

【Official site】 【YouTube】 【Instagram】

美姿勢プログラム
姿勢筋を整えて最高に美しくなる

著　者　津久井友美
発行者　高橋秀雄
発行所　**株式会社 高橋書店**
〒170-6014 東京都豊島区東池袋3-1-1 サンシャイン60 14階
電話　03-5957-7103

ISBN978-4-471-03354-5

本書の内容についてのご質問は「書名、質問事項(ページ、内容)、お客様のご連絡先」を明記のうえ、郵送、FAX、ホームページお問い合わせフォームから小社へお送りください。
回答にはお時間をいただく場合がございます。また、電話によるお問い合わせ、本書の内容を超えたご質問にはお答えできませんので、ご了承ください。本書に関する正誤等の情報は、小社ホームページもご参照ください。

【内容についての問い合わせ先】

書　面　〒170-6014 東京都豊島区東池袋3-1-1 サンシャイン60 14階　高橋書店編集部
ＦＡＸ　03-5957-7079
メール　小社ホームページお問い合わせフォームから　(https://www.takahashishoten.co.jp/)

【不良品についての問い合わせ先】
ページの順序間違い・抜けなど物理的欠陥がございましたら、電話03-5957-7076へお問い合わせください。
ただし、古書店等で購入・入手された商品の交換には一切応じられません。